꿈꿀자유 감염병 시리즈는 인류 역사에 큰 영향을 미친 감염병들을 소개합니다. 코로나 팬데믹에서 보듯 병원체는 인류의 운명을 좌우할 힘을 갖고 있을 뿐 아니라, 기후 위기와 환경 파괴로 인해 앞으로 점점 자주 우리를 찾아올 것입니다. 저희는 역사 속에 미래의 열쇠가 있다고 믿습니다. 깊은 통찰을 주면서도 소설 못지 않게 흥미진진한 미생물과 감염병 이야기를 독자들께 들려드리겠습니다.

조류독감이 온다

《조류독감이 온다》에 대한
세계 정상급 인플루엔자 연구자들의 찬사

J.J. 톨킨J.J. Tolkien이 바이러스학자였다면 아마 이런 책을 썼을 것이다. 광활한 세계를 무대로 끊임없는 모험과 발견이 펼쳐지는 가운데 병원체와 숙주는 몇 번이고 예기치 못한 만남을 이어간다. 차이가 있다면 이 책에 실린 이야기는 모두 실화란 점이다! 로버트 웹스터의 책은 결연한 의지와 날카로운 관찰과 끈질긴 연구에 의해 우리가 어떻게 세계에서 가장 위협적인 감염병을 이해하게 되었는지 생생하게 보여준다. 이 이야기의 주인공은 한 사람이지만, 과학 연구에 있어 국제적 협력이 중요한 이유는 책의 곳곳에서 드러난다. 인플루엔자는 물론 감염병, 공중보건, 과학의 역사에 관심이 있는 누구에게나 권하고 싶다.

— 마이클 베이커, 오타고 대학 공중보건학과 교수

이 귀중한 저작에서 전 세계 인플루엔자 연구자의 스승인 로버트 웹스터는 평생에 걸친 인플루엔자 바이러스 연구 여정을 생생하게 들려준다. 모든 사건의 중심에 서 있었던 사람이 직접 쓴 이 책은 과학자와 공중보건 정책입안자들의 필독서이며, 대중에게도 놀라운 통찰을 선사할 것이다.

— 다시로 마타토, 도쿄 WHO 인플루엔자 참고 기준 및 연구 협력센터 전 소장

바이러스학의 위대한 발견들과 그 이면을 들려주는 환상적인 실화. 인플루엔자 바이러스를 이해하려는 로버트 웹스터의 일생에 걸친 연구 여정을 담은 이 자서전적 이야기는 과학적 발견에 있어 뜻밖의 행운이 얼마나 중요한지 생생하게 보여준다. 딱 맞는 시간에 딱 맞는 장소에 있어야 하는 것이다. 하지만 동시에 과학자는 모든 것에 열려 있고 준비된 마음을 지녀야 한다. 이 중

요한 목격담은 두말할 것도 없이 20세기와 21세기에 인플루엔자의 수수께끼가 어떻게 그 베일을 벗었는지 알려주는 최종 보고서가 될 것이다.

— 마리아 잠본, 영국공중보건국 국립감염병 사업부 부실장

매우 중요한 전문가의 경력을 요약한 매혹적인 자서전. 몇몇 사건을 함께 했다는 것이 너무나 영광스럽다. 《조류독감이 온다》는 동물의 인플루엔자 바이러스와 그것들이 인간의 인플루엔자라는 세계에서 어떤 역할을 하는지 이해하게 된 과정을 보여주는 인상적인 연대기다. 인플루엔자와 바이러스를 다루는 모든 사람이 반드시 읽어야 한다.

— 버나드 이스터데이, 위스콘신 대학 수의학과, 병리생물학 명예교수 및 명예학장

《조류독감이 온다》는 인플루엔자 바이러스의 기원에 대해 세계 최고의 권위자가 들려주는 흥미진진한 이야기다. 로버트 웹스터는 1918년의 스페인 독감 팬데믹을 시작으로 현대 인플루엔자 바이러스학의 전개 과정과 함께 오리와 이주성 물새가 인플루엔자 바이러스의 보유숙주임을 밝히는 데 자신이 어떤 역할을 했는지 그려낸다. 세계가 또 다른 독감 팬데믹을 가까스로 피했던 1997년 홍콩의 H5N1 '조류독감'에 대한 WHO의 대응에 깊이 관여했던 웹스터는 그때의 이야기를 생생하게 들려주면서 현재 우리가 처한 상황을 날카롭게 분석한다.

— 제프리 라이스, 캔터베리 대학 명예교수

FLU HUNTER
Unlocking the Secrets of a Virus

by Robert G. Webster

First published 2018 by Otago University Press, Dunedin, New Zealand
This Korean edition published 2025
Translated by Jason Byung Chul Kang
Freedom to Dream / Seoul Medical Books, Publishers, Seoul
by arrangement with Otago University Press, Dunedin, New Zealand

꿈꿀자유
감염병
시리즈
3

로버트 웹스터 지음 | 강병철 옮김

조류 독감이 온다

모든 독감의
기원에 대하여

꿈꿀자유

FLU HUNTER
UNLOCKING THE SECRETS OF A VIRUS

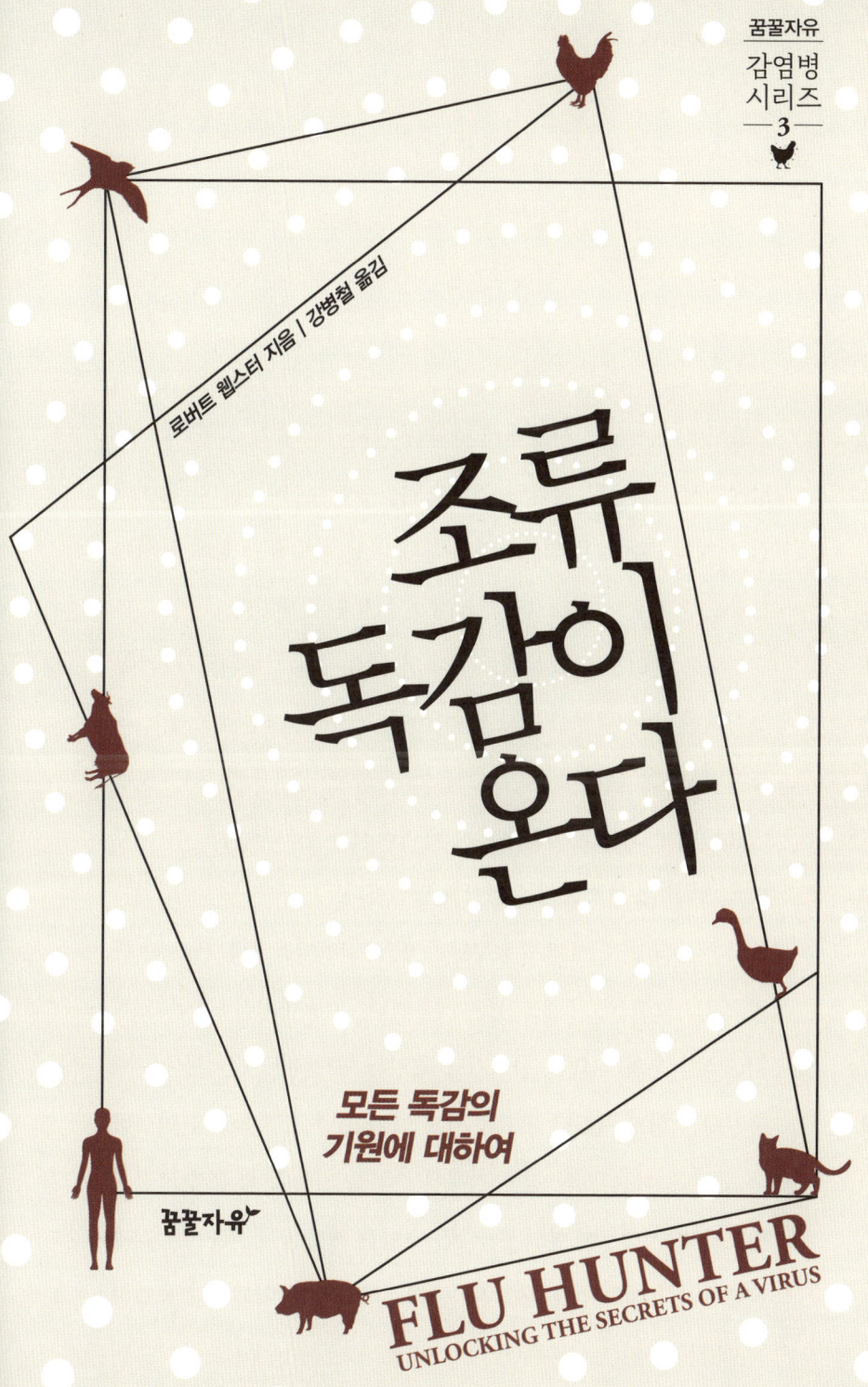

추천사

인플루엔자는 모든 사람에게 영향을 미치는 호흡기 질환이다. 사람에게서 사람으로 전파되는 신종 인플루엔자 바이러스가 출현해 전 세계적 팬데믹을 일으킨다면 대개 높은 사망률과 함께 사회적으로도 큰 혼란이 초래되며 경제적 손실 또한 막대하다.

역사를 돌아보면 많은 인플루엔자 팬데믹이 기록되었다. 가장 심각했던 유행은 말할 것도 없이 100년 전인 1918년의 스페인 독감이다. 이런 팬데믹 바이러스들이 진화한 방식을 밝히는 것은 1930년대에 최초로 인플루엔자 바이러스가 분리된 이후 전 세계 모든 바이러스학자들의 으뜸가는 관심사다.

나는 1970년대 초에 인플루엔자 연구에 뛰어들었다. 1968년 홍콩 독감 팬데믹이 세계를 휩쓴 직후였다. 그때 바이러스학은 고전 시대에서 분자 시대로 넘어가고 있었다. 뉴질랜드 더니든Dunedin 출신인 로버트 웹스터 교수는 당시 이미 10년 정도 독감을 연구하고 있었다. 나는 그의 연구 전개에 주의를 기울였다. 그가 고전적 역학과 새로 대두된 분자생물학을 조합해 개발한 개념들은 인간과 동물에서 유래한 인플루엔자 바이러스의 진화를 이해하고 통제하는 데 지금까지도 사용된다.

일생에 걸친 그의 연구 여정은 놀랍기 그지없다. 모든 것은 1960년대 초 호주로 원정을 떠난 그가 바닷새에서 바이러스를 발견한 순간에 시작되었다. 이를 계기로 그는 인플루엔자 바이러스가 질병을 일으키지 않고도 바닷새들 사이에서 쉽게 전파된다는 사실을 깨달았다. 실제로 대부분의 인플루엔자 바이러스는 야생 물새들 사이에서 자연적인 생태계를 구성하고 있었다. 이때 또 하나의 핵심적인 사실이 밝혀졌다. 인플루엔자 바이러스는 유전자 재편성 genetic reassortment이라는 과정을 통해 변형과 진화가 쉽게 일어난다는 점이다. 롭 웹스터와 다른 과학자들은 이 두 가지 사실로부터 야생 물새라는 바이러스 보유숙주와 인간 인플루엔자 팬데믹 사이의 관련성을 밝혀냈다.

그 발견의 중요성을 인정해 《스미스소니언 매거진》은 롭 웹스터에게 '독감 사냥꾼'이란 별명을 붙였다(www.smithsonianmag.com/science-nature/the-flu-hunter-107190623/). 그의 팀이 현장 연구 중에 겪은 수많은 일화와 전 세계를 누비며 각국 정부 및 연구 기관과 협력했던 놀라운 여정이 이 책에 고스란히 실려 있다. 연구에 대한 그의 열정과 반세기 넘게 이어져 온(아직도 끝나지 않은) 그 일을 그가 얼마나 즐기고 만족하는지 생생하게 느낄 수 있을 것이다.

그는 평생 세계 최고의 인플루엔자 연구자들과 협력했다. 이토록 성공적인 경력을 쌓을 수 있었던 핵심은 겸손하고 자연스러우며 잘난 척하지 않는 성품에 있을 것이다. 그럼에도 그는 기회가 있을 때마다 자신의 업적을 보잘것없는 것이라고 겸손해한다.

1918년 스페인 독감은 의심할 여지없이 가장 파괴적인 인플루엔자 팬데믹이었다. 롭 웹스터는 왜, 어떻게 그런 일이 벌어졌는지 밝히는 것을 평생의 목표로 삼았다. 그 결과 인플루엔자 바이러스의 진화와 바이러스 통제 방법에 관한 이해를 넓히는 데 크나큰 업적을 쌓았다.

그런 비극이 또 일어날 수 있을까? 웹스터의 경고는 단호하다.

'… 그런 일이 다시 벌어진다는 것은 명백하다. 언제 벌어질 것이냐가 문제일 뿐이다.'

이 책은 전 세계 과학계를 이끄는 탁월한 학자의 경력을 생생하게 보여준다. 이 분야에 익숙한 과학자나 학생은 물론 일반 독자에게도 흥미로울 것이다. 모든 사람에게 권한다.

랜스 제닝스LANCE C. JENNINGS
QSO, PhD, FRCPath, FFSc(RCPA),
오타고 대학 임상 부교수
국제 인플루엔자 및 기타 호흡기 바이러스 질환 학회장
2018년 4월

차례

1
죽음의 사자: 스페인 독감, 1918년

Emergence of the monster: Spanish influenza, 1918

1918년 북반구의 여름이 끝나갈 무렵 모습을 드러낸 바이러스는 인류가 겪어본 최악의 인플루엔자 유행을 일으켰다. 인생의 황금기에 있는 젊은이가 갑자기 두통과 근육통을 호소하며 체온이 섭씨 41.1도까지 치솟는다. 어찌나 열이 심한지 의식이 혼미해진다. 완벽하게 건강했던 청년이 삽시간에 쇠약해져 쓰러진다. 얼굴에는 적갈색 반점이 나타났다가 이내 청색으로, 심지어 거무스름하게 변한다. 산소가 부족하다는 징후다. 이윽고 양쪽 귀와 코에서 출혈이 시작된다. 출혈은 폐에서도 일어나 폐포가 피로 가득 찬다. 사실상 자신의 피 속에 빠져 익사하는 셈이다. 요행히 고비를 넘기고 살아남았지만 뒤이어 찾아온 세균성 폐렴으로 사망한 사람도 부지기수였다. 역병은 남녀를 똑같이 침범했다. 임신한 여성 중 20%가 유산했다. 일부 생존자는 바이러스가 뇌를 침범해 의식을 잃거나, 몇 년 후에 파킨슨병이나 기면성 뇌염에 시달렸다.

1918년의 '괴물 독감'이 어디서 시작되었는지는 알 수 없지만, 제1차 세계대전이 유행에 이상적인 조건을 제공한 것은 분명하다. 1918년 9월에는 스위스 국경에서 북해에 이르는 유럽 땅 대부분이 참호로 이어졌다. 양측 병사들은 끔찍할 정도로 붐비는 참호 속에서 종종 흠뻑 젖은 채 반쯤 지하 생활을 했다. 위생이란 개념은 사실상 존재하지 않았다. 씻을 곳은 거의 없었으며, 용변은 구덩이를 파서 해결했다. 항상 쥐와 이가 들끓은 것은 두말할 것도 없다(그림 1-1).

1918년 독감은 세 번의 파동으로 닥쳐왔다. 첫 번째 파동은 1918년 3월에 시작되었고, 두 번째는 같은 해 9월에서 11월, 세 번째는 1919년 초였다.[1] 첫 번째 파동이 가장 가벼웠다. 환자는 갑작스럽게 심한 두통과 전신 근육통에 시달리며 체온이 섭씨 38.3~38.9도에 이르렀다. 증상은 겨우 4일 정도 지속되었을 뿐이지만, 일부는 폐렴이 생겼고 일부는 사망했다.

가볍다고 묘사했지만 첫 번째 파동이 참호전에 미친 영향은 엄청났다. 1918년 5월 프랑스군은 매일 1,500~2,000명의 감염된 병력을 후방으로 이송했다. 모든 수송 수단이 환자 이송에 동원되어 도로가 꽉 막히고 병원은 환자로 넘쳐났다. 최전선에는 병력이 부족했다. 영국군, 이탈리아군, 독일군의 상황도 마찬가지였다.

'경증' 독감 균주는 사실 1918년 4월 초 미군이 유럽으로 전파한

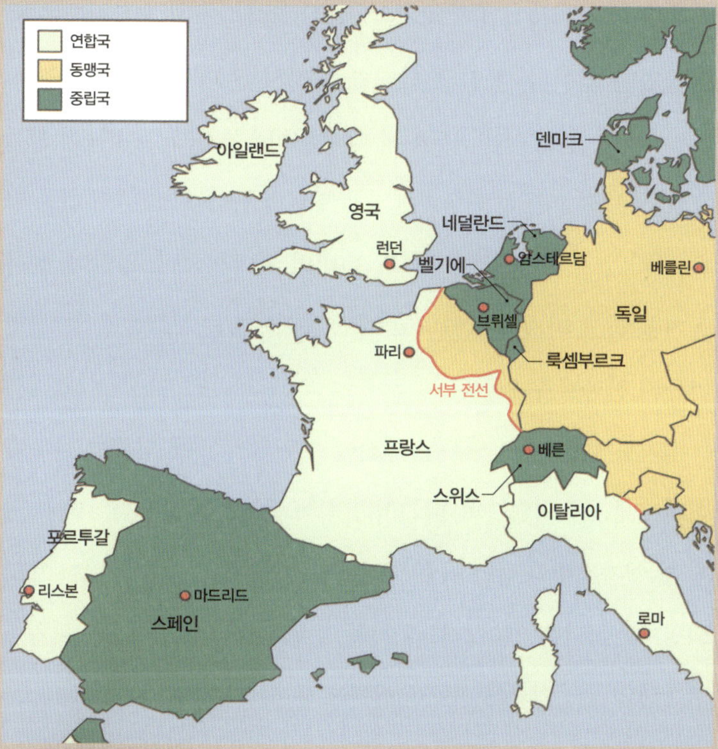

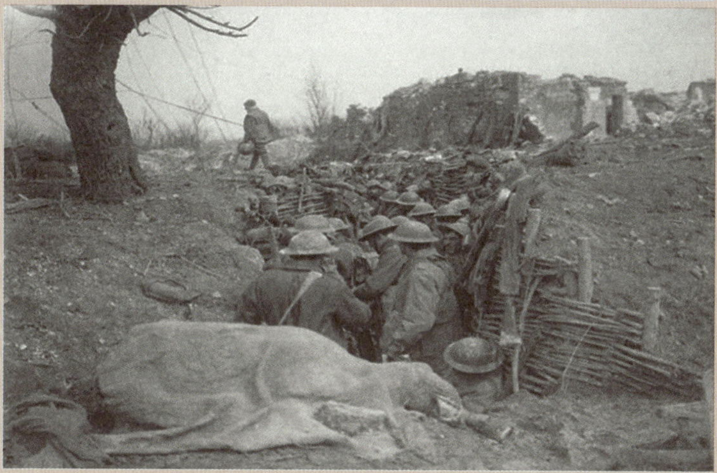

그림 1–1 제1차 세계대전의 참호전. 1918년에 이르면 스위스 국경에서 북해까지 참호가 이어졌다. 병사들은 땅속 깊숙이 참호를 파고 장기전에 돌입했으며, 양측 모두 독가스에 노출되었다.

것이었다. 부지불식간에 미국은 제1차 세계대전에 생물학전을 끌어들였던 것이다. 독일군 사령관 에리히 폰 루덴도르프Erich von Ludendorff는 결정적인 전투에서 패배한 이유를 미군 보병들이 전선으로 끌고 와 퍼뜨린 인플루엔자 탓으로 돌렸다. 전혀 근거 없는 말은 아니었다. 양측 참호가 불과 30미터 떨어진 곳도 많았다. 설사 공기를 타고 퍼지지 않았다고 해도 바이러스는 포로들을 통해 얼마든지 전파될 수 있었다.

적어도 미군 병력 일부는 전선에 투입되기 전에 인플루엔자 바이러스에 노출되었으며, 따라서 면역이 있었을지 모른다. 1918년 2월 말 캔자스주의 작은 마을인 해스켈Haskell에서 처음 독감이 보고되었다.[2] 독감은 캔자스시티 서쪽 포트 라일리Fort Riley에 위치한 펀스턴Funston 기지에 입소한 신병들 사이에 유행하기 시작했다. 군 병원에 독감 환자가 처음 입원한 것은 1918년 3월 4일이었다. 3주 만에 입원 환자가 1,100명에 이르렀다. 바이러스는 다른 군 부대로, 주변 마을로 거침없이 퍼졌다. 초기에 유행이 전파된 조지아주 포레스트Forest 기지와 그린리프Greenleaf 기지에서는 병력의 10%가 독감에 걸렸다.[3]

처음 파견된 미국 수송선에 바이러스가 함께 승선한 것은 불가피한 일이었다. 수송선들은 적정 인원의 두 배를 실어 날랐다. 한 침상에 두 명의 병사가 번갈아 가며 잤다고 하니, 바이러스가 퍼지기에는 그보다 좋은 조건도 없었을 것이다. 독감의 중증도나 치명률이 특별히 높지는 않았기에 특별한 조치가 취해지지는 않았다.

하지만 같은 해 8월과 9월에 걸쳐 두 번째 '킬러' 균주가 출현해 배 위에서 피를 토하는 병사들이 속출하자 귀향길은 '아비규환의 지옥'으로 변하고 말았다.[4] 그럼에도 수송선은 다른 미군 부대에 비해 사망률이 낮았다. 전반적인 사망률이 6.43%인 데 비해 선상 사망률은 1.5%에 불과했다. 아마도 유럽에서 돌아오는 병사들이 첫 번째 파동 때 이미 바이러스에 노출되었기 때문일 것이다.

무시무시하게 붐비는 데다 위생 상태가 극히 열악한 것 말고도 1918년 유럽의 참호가 괴물 균주를 만들어 냈으리라 믿는 또 다른 이유가 있다. 독가스가 널리 사용되었다는 점이다. 독가스는 병사들에게 직접적인 영향을 미치기도 했지만, 바이러스의 돌연변이를 일으켜 훨씬 치명적인 변종 균주를 만들어냈을 가능성이 있다.

1907년 헤이그 조약에서 화학 무기 사용을 금지했음에도, 제1차 세계대전 중에는 양측 모두 독가스를 사용했다. 세계 최대의 화학 산업을 지닌 독일이 가장 많이 사용한 것은 놀랄 일도 아니지만, 독일만 독가스를 사용한 것은 결코 아니다. 주로 사용된 것은 염소 가스, 포스겐 가스, 머스터드 가스였다. 화학 무기가 치명적인 경우는 드물었지만 피부 물집, 실명, 호흡기 문제 등을 일으켜 군대를 무력화하는 효과가 있었다. 눈 멀고 상처 입은 병사들을 후방으로 수송하느라 탄약, 물품, 신병 보급이 늦어지기도 했다. 염소 가스는 심리적으로도 작용했다. 독가스가 구름처럼 몰려오는 광경을 보면 병사들은 공포에 사로잡혔다. 내 아버지도 그토록 두려운 독가스 구름을 경험했다(그림 1-2). 화학 무기 사용량이 정점에 달했을 때, 전

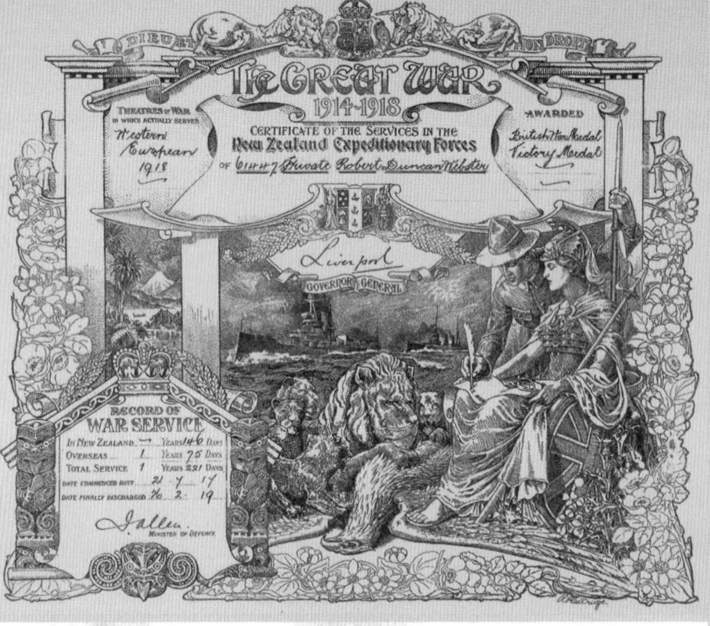
DIEU ET MON DROIT
THE GREAT WAR
1914-1918
CERTIFICATE OF THE SERVICES IN THE
New Zealand Expeditionary Forces
OF 61447 Private Robert Duncan Webster
THEATRES OF WAR IN WHICH ACTUALLY SERVED
Western European 1918
AWARDED
British War Medal
Victory Medal
Liverpool
GOVERNOR GENERAL
RECORD OF WAR SERVICE
IN NEW ZEALAND — YEARS 146 DAYS
OVERSEAS 1 YEARS 75 DAYS
TOTAL SERVICE 1 YEARS 221 DAYS
DATE COMMENCED DUTY 21 7 17
DATE FINALLY DISCHARGED 26 2 19
J Allen
MINISTER OF DEFENCE

그림 1-2 내 아버지 로버트 던컨 웹스터는 뉴질랜드 원정군의 일원으로 프랑스의 참호에서 싸우다가 1918년 '100일 공세' 중에 부상을 입었다. 그 역시 치명적인 독가스에 노출되었다.

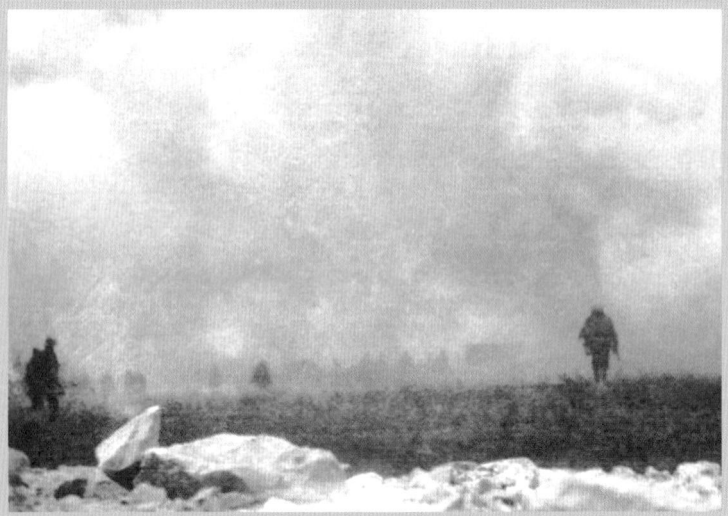

선에서는 인플루엔자가 돌고 있었다.

포스겐과 머스터드 가스는 DNA 복제 과정에 오류를 일으켜 돌연변이를 유발한다. 실험실에서는 돌연변이 유발물질을 이용해 의도적으로 인플루엔자 바이러스를 변화시켜 병독성을 증감시키는 유전자가 무엇인지 연구하기도 한다. 병사들이 바이러스에 감염된 채 머스터드 가스에 노출된 참호에서도 똑같은 일이 벌어졌을지 모른다. 비교적 병독성이 약한 독감 균주가 괴물 균주로 변한 뒤에는 병에 걸려 꼼짝도 못하는 사람들이 가득 들어찬 참호가 완벽한 배양 환경을 제공했을 것이다.[5]

돌연변이로 인해 괴물 균주가 생겨난 곳이 정확히 어디인지는 영원히 알 수 없겠지만, 일단 고삐가 풀리자 바이러스는 피아를 가리지 않았다. 그리고 무서운 속도로 공급망을 거슬러 올라가 주변 마을과 도시로, 이윽고 전 세계로 퍼져 나갔다. 제1차 세계대전이 막바지로 치닫는 동안 양측은 모두 심각한 피해를 입었다. 가벼운 독감 유행 파동 중에 프랑스군에서 후방으로 이송된 병력은 전체의 10~25%였다. 하지만 중증 독감 파동이 밀려오자 수치는 단박에 46%로 치솟았다. 독일군의 사정도 심각했다.

지상군과 해군, 군무원 사이에 치명적인 독감이 돌았지만 양측은 사기가 꺾일까 봐 소식을 비밀에 부쳤다. 위협이 목전에 다가왔음에도 민간에서는 독감에 대해 아무것도 몰랐다. 총력전 와중에 사기에 영향을 미칠지 모르는 소식을 전한다는 것은 매국적인 행위로 간주되었다. 정부와 군부 최상층부에서 일반 공무원과 언론에 이르기까지 엄격한 보안 규정이 전달되었다. 당시 미국 대통령 우드로 윌슨은 1918년 3월부터 유행 상황을 보고받았지만, 유럽으로 향하는 수송선에서 얼마나 많은 병사가 죽어가는지 알려지면 전쟁 수행 능력이 저하된다고 참모들이 설득하는 바람에 입을 다물 수밖에 없었다.

가벼운 인플루엔자 파동이 뉴스에 등장한 것은 1918년 5월 말 스페인에서였다. 국왕인 알폰소 13세와 내각의 장관들이 앓아 누웠던 것이다. 스페인은 제1차 세계대전에서 중립국이었기 때문에 이런 정보를 발표하는 데 제한이 없었다. 마드리드 신문들은 독감 유행이 그리 심하지 않아 4일 정도 지속될 뿐이며 사망자는 없다고 보도했다. 하지만 10월에 스페인을 휩쓴 2차 파동 때는 높은 사망률이 기록되었다.[6] 어쨌거나 독감 유행이 최초로 보도된 곳이 스페인이었으므로, 이후 이어진 팬데믹 자체가 스페인 독감이라고 불리게 되었다.

1919년 4월 파리에서 베르사유 조약이 맺어져 제1차 세계대전이 종식되었다. 독일은 연합국에 배상금을 물어야 했다. 회의는 프랑스, 영국, 이탈리아 수상과 미국 대통령 등 소위 '빅4'가 주도했다. 윌슨 대통령은 전후에 경제를 회복하도록 일부 자원을 독일에 남겨두기를 바랐지만, '호랑이'라고 불렸던 프랑스의 조르주 클레망소Georges Clemenceau가 가혹하고 치욕적인 응징을 고집했다. 윌슨은 회의에서 퇴장하겠다고 을러댔다. 바로 그때, 협상의 가장 결정적인 단계에서 그는 독감에 걸리고 말았다. 젊은 보좌관 도널드 페리Donald Ferry는 4월 3일에 감염되어 나흘 뒤에 사망했다. 대통령의 부인과 딸, 다른 보좌관 몇몇도 심하게 앓았다. 윌슨은 살아남았지만 성격이 크게 변했다. 바이러스가 뇌를 손상시켰을지 모른다. 뇌 손상은 1918년 괴물 균주의 후유증 중 하나였다. 병석에 누운 윌슨은 독일의 배상금에 관한 클레망소의 모든 요구 조건을 받아들일 수밖에 없었다.[7] 이로 인해 독일은 심한 경제 침체에 빠져든다. 물론 윌슨이 입장을 바꾼 것이 정말로 독감 때문이었는지는 알 수 없다.

스페인 독감에 의한 사망자는 세계적으로 2,470만 명에서 3,930만 명이라고 보고되었지만, 어쩌면 1억 명에 달할 것이라는 추정도 있다. 전 세계적 인구 감소와 사회 붕괴는 재앙에 가까운 수준이었다.

두 도시, 다른 대응

스페인 독감의 이차 파동은 멀리 떨어진 장소에 비슷한 공포를 몰고왔다. 미국 펜실베이니아주 필라델피아와 뉴질랜드 오클랜드에서 벌어진 사건은 그 유사성을 생생히 보여준다.

필라델피아

바이러스가 필라델피아 항구에 당도한 것은 1918년 9월 7일 보스턴에서 들어온 300명의 선원들과 함께였다. 괴물 균주가 보스턴에 모습을 드러낸 것은 1918년 8월 27일이다. 그곳 사람들은 바이러스가 프랑스의 브레스트Brest에서 유입되었다고 믿었다. 필라델피아의 의료 기관들은 이내 환자에 압도되었고, 상태가 중한 선원들이 죽기 시작했다. 첫날 한 명, 둘째 날에는 열한 명이 죽었다. 다음은 처음 사망한 선원을 보살피던 간호사 차례였다. 바이러스는 도시 곳곳으로 퍼지기 시작했다.

필라델피아시는 9월 28일에 대규모 자유공채Liberty Loan 퍼레이드를 열어 수백만 달러의 전비를 모금할 예정이었다. 대학과 보건 관계자들이 질병이 퍼질 위험을 엄중 경고했지만, 행사는 예정대로 치러졌다. 선원, 군인, 수병, 보이 스카우트, 여성 단체들의 행진이 3킬로미터에 걸쳐 이어졌고, 구경하는 군중은 헤아릴 수 없었다. 이틀 뒤 필라델피아의 병원은 서른한 곳 모두 죽어가는 환자로 넘쳐났다.

퍼레이드 사흘 뒤인 10월 1일까지 117명이 사망했다. 모든 집회가 금지되고 구급 병원들이 세워졌다. 퍼레이드 열흘 뒤가 되자 매일 수천 명의 환자가 발생해 수백 명이 사망했다. 증상은 코피, 청색증, 섬망 등이었다. 관이 부족해 장례식장에 시체가 쌓였고, 더 많은 시신이 집에서 썩어갔다.

독감의 맹공격은 10월 19일 주간에 절정에 달해 사망자가 4,500명을 넘었다. 그 후 사망자는 급격히 줄어, 10월 25일이 되자 구급 병원들이 문을 닫기 시작했다. 학교는 10월 28일에 다시 문을 열었다. 11월 7일, 독일과 휴전이 성립되었다는 오보가 나자 수많은 사람이 거리로 쏟아져 나와 서로 끌어안고 입을 맞추었지만 인플루엔자가 다시 유행하지는 않았다. 실제 휴전일이었던 11월 11일에도 성대한 축하 행사가 열렸지만 역시 유행은 다시 불붙지 않았다.

사망한 환자들의 폐에서 헤모필루스 인플루엔자라는 세균이 분리되자, 과학자들은 치명적 유행병의 원인이 밝혀졌다고 믿었다. 보건당국은 이 세균에 대한 백신을 개발해 10월 19일에 접종을 시작했다. 우선 시 공무원들에게 10,000도스 이상이 투여되었다. 백신은 효과가 있는 것 같았다. 하지만 그것은 팬데믹 자체가 약화되는 시기에 접종을 시행했기 때문이었다. 그래도 대중의 공포를 가라앉히는 데는 큰 도움이 되었다. 그러나 필라델피아에서는 27주간 1만 5,700명이 넘는 사람이 사망했으며, 가장 많은 사망자가 발생한 연령군은 25~34세였다.

오클랜드

지구 반대편인 뉴질랜드 오클랜드시에서도 스페인 독감은 시작, 전파, 중증도 등 여러 측면에서 비슷했다. 뉴질랜드에 바이러스가 유입된 경로는 논란이 있다. 오래도록 사람들은 증기선 나이아가라호를 비난했다. 1918년 10월 중순 뉴질랜드 수상 윌리엄 매시William Massey는 전쟁에 관한 대영제국회의Imperial Conference에 참석했다가 나이아가라호를 타고 돌아왔다. 하지만 선상에서 발생한 독감 환자는 도착 즉시 격리되었으므로, 이들이 유행을 퍼뜨렸을 가능성은 그리 높지 않아 보인다. 그보다는 몇몇 사람이 증언하듯 같은 달 유럽에서 귀환한 수백 명의 병사가 괴물 바이러스를 들여왔을 가능성이 높다. 그들은 대부분 독감 이차 파동이 기승을 부렸던 영국 남부에서 복무했으며, 귀국하자마자 전국 각지로 흩어졌다.[8]

이 시점에는 바이러스가 분리되지 않았기 때문에 무엇 하나 확실한 것은 없다. 그저 기록을 통해 추정할 뿐이다. 10월 6일과 8일 오클랜드와 크라이스트처치에서 인플루엔자로 인한 폐렴과 사망 환자가 발생했으며, 10월 12일에는 '[나이아가라호가] 도착하기 전 3일간 6명이 사망'한 것은 분명하다.[9]

오클랜드에서 치명적인 바이러스가 퍼지는 데 기여한 인자라면 11월 8일 독일이 휴전 협정에 서명해 전쟁이 끝났다는 전보가 도착한 것이었다. 시민들은 흥분해 어쩔 줄 몰랐고, 거리는 종전 축하 행렬로 넘쳐났다. 아파서 누워 있던 사람들조차 병석에서 일어나 행렬에 끼어들었다. 하지만 전보는 잘못된 것이었다. 공무원들은 술집들의 문을 닫고 군중을 해산시켰다. 오클랜드에서 스페인 독감이 절정에 달한 것은 그로부터 4일 뒤인 휴전일이었다. 그날만 83명이 사망해 공식 축하 행사조차 열리지 않았다.

장의사들은 밀려드는 시신을 다 처리할 수 없었다. 시신을 운반하는 데 가구점 트럭, 커튼 운반용 밴, 말과 수레가 동원되었다. 빅토리아 공원은 야외 시체 안치소로 사용되었다. 필라델피아와 마찬가지로 건강한 젊은 성인이 가장 심하게 앓았으며, 어린이는 거의 병에 걸리지 않았다. 11월 13일에서 20일 사이에는 매일 두 대의 열차가 시신을 웨스트 오클랜드에 있는 와이커미티 묘지 Waikumete Cemetery로 옮겼다. 11월 말이 되자 사망자 수가 하루 10명 미만으로 떨어졌다. 12월 4일에는 예배가 다시 시작되었고, 도시 기능이 정상으로 돌아왔다.

오클랜드의 전체 사망자 수는 1,021명으로, 사망률은 1,000명당 7.6명이었다. 시 보건국은 예방책으로 황산 아연 에어로졸 스프레이를 사용했지만, 이 약물을 뿌리기 위해 사람들을 모은 것이 오히려 질병을 확산시켰을 가능성이 크다.

물론 두 도시가 1918년 전 세계를 휩쓸었던* 스페인 독감에 의해 가장 심하게 타격받은 곳은 아니다. 예컨대 알래스카 원주민 공동체는 성인 인구가 거의 모두 사망했다.

역사에 기록된 가장 큰 팬데믹이 발생한 지 100년이 지난 지금, 자연스럽게 이런 질문이 떠오른다. 우리는 1918년 스페인 독감에서 무엇을 배웠는가? 사실 많은 교훈을 얻었다.

- 인플루엔자는 중증도가 다양하며, 우리는 아직도 다가올 유행이 심할지 그렇지 않을지 정확히 예측할 수 없다.
- 1918년에는 어린이와 노인보다 젊은 성인이 더 많이 사망했지만, 1957년(H2N2)과 1968년(H3N2) 독감 팬데믹 때는 반대였다. 상대적으로 가벼웠던 2009년(H1N1) 팬데믹 때는 다시 1918년(H1N1)과 비슷한 연령별 사망률이 나타났다. 결국 인플루엔자는 균주에 따라 각 연령군을 다르게 침범한다고 할 수 있다.
- 인플루엔자는 붐비는 환경에서 더 빨리 전파된다.
- 일부 인구 집단은 인플루엔자에 훨씬 취약하다.

* 미국령 사모아는 엄격한 검역으로 독성 균주의 유입을 차단할 수 있었다.

- 경증 인플루엔자 바이러스에 감염되면 동일한 균주에 의한 중증 유행 파동 때 보호받을 수 있다.
- 격리 검역은 효과적일 수 있지만 실행하기는 극히 어렵다.
- 인플루엔자에 이어지는 세균 감염이 높은 사망률의 중요한 원인이 될 수 있다.
- 마스크를 쓰면 어느 정도 보호 효과가 있으며 감염을 늦출 수 있다.
- 황산 아연 에어로졸은 보호 효과가 없다.
- 진통제(아스피린)는 열을 가라앉히는 데 효과적이다.

1918년 각국 보건당국은 인플루엔자의 원인을 몰랐다. 어떻게 경증 균주가 괴물 균주로 변하는지, 어떤 약과 백신이 도움이 되는지도 알지 못했다. 이 책에서는 평생 이런 문제들을 연구해온 나의 개인적 통찰을 소개하고자 한다. 그 이야기를 통해 과학의 진보가 고된 노력과 행운의 조합이자, 때로 거부와 실패를 기꺼이 받아들이는 과정이며, 그러나 소매를 걷어 부치고 손에 흙을 묻히지 않고는 이루어지지 않음을 생생히 알 수 있을 것이다. 돌아보건대 내 삶은 상상할 수 있는 가장 보람된 것이었다.

2
인플루엔자 연구를 시작하다

The start of influenza research

스페인 독감 팬데믹 이후 각국 보건당국은 두려움에 떨었다. 괴물 바이러스가 계속 유행할까? 경증 인플루엔자로 다시 돌아갈까? 전 세계 공중보건 관계자가 이 질문을 파고들었다. 그 결과 독감을 예방하는 백신이 개발된다.

이듬해인 1919년에는 세계 각지에서 산발적인 중증 독감 유행이 이어졌다. 1920년 시카고와 뉴욕시에서는 1만 1,000명의 독감 사망자가 발생했다. 특히 뉴욕에서는 가장 심한 날에 1918년의 어떤 날보다도 많은 독감 사망자가 나왔다. 지구 반대편 호주에서는 선박 검역을 강화해 중증 독감 유행을 막는 데 성공하는 듯했으나, 결국 심각한 유행이 발생해 사회적 혼란을 야기했다. 하지만 전체적으로는 그 해 사망률이 1918년 뉴질랜드의 사망률보다 낮은 성과를 거두었다(1,000명당 2.3명대 5.8명).[10] 중증 독감의 산발적인 유행은 1921년까지 이어지다가 1922년에 이르러 중증도가 낮아지면서 일상적인, 소위 계절성 인플루엔자로 돌아갔다.

오늘날 일상적인 인플루엔자는 1918년 일차 파동 때와 비슷하다(사실 그보다는 약간 경증일 것이다). 이제 인플루엔자는 갑작스러운 두통, 오한, 마른 기침, 섭씨 38~40도의 열, 근육통, 전신 쇠약감, 식욕 저하 등으로 나타난다. 열은 대개 3일 정도면 떨어지지만, 쇠약감은 2주까지도 지속된다. 대수롭지 않게 여기는 경향이 있지만, 계절성 인플루엔자는 어느 모로 보나 사소한 질병이 아니다. 인구가 470만 명에 불과한 뉴질랜드에서도 연간 400명이 독감으로 목숨을 잃는다.[11] 독감 유행으로 인한 연평균 직접 의료비와 경제적 부담은 현재 측정 중이지만 수십억 뉴질랜드 달러에 이를 것이다. 인구가 3억 2,000만 명인(2007년 기준) 미국에서는 매년 3만 5,000명이 독감으로 사망한다.[12] 독감으로 인한 연평균 직접 의료비는 104억 달러, 경제적 부담은 871억 달러에 달한다. 따라서 매년 세계보건기구WHO에서 권장하는 백신을 접종받는 것이 좋다. 백신 대상 연령 권고안은 국가마다 다르다.

1918년 팬데믹을 일으킨 바이러스 균주(H1N1)는 그 뒤로 수십 년간 진화를 거듭했다. 이 균주는 온대지방에서 매년 겨울에, 열대지방에서는 일 년 내내 유행을 일으켰다. 1957년 큰 변화가 일어났다. 아시아에서 출현한 새로운 인플루엔자 바이러스 균주(H2N2)가

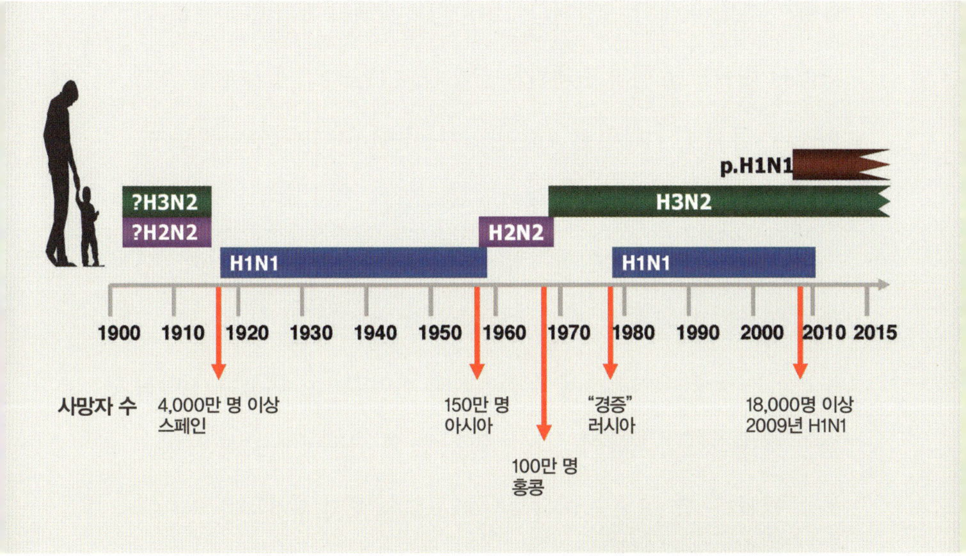

그림 2-1 지난 100여 년 동안 발생한 인플루엔자 유행과 팬데믹.
팬데믹은 1918년(H1N1 스페인), 1957년(H2N2 아시아), 1968년(H3N2 홍콩), 1977년(H1N1 러시아), 2009년(H1N1)에 발생했다. 새로 출현한 팬데믹 균주는 다음 팬데믹 때까지 계속 크고 작은 유행을 일으키는 양상이 반복되었다.

20세기 두 번째 독감 팬데믹을 일으켜 150만 명이 사망한 것이다. 1968년에는 H3N2 바이러스가 출현해 홍콩 독감 팬데믹을 일으켰다. 이에 질세라 H1N1 바이러스도 1977년과 2009년에 다시 나타나 팬데믹을 일으켰다. 그림 2-1에 지난 100여 년 동안 인플루엔자의 대규모 유행과 팬데믹 타임라인을 나타냈다.

인플루엔자 바이러스에는 A, B, C 등 세 가지 유형이 있다. 네 번째 유형인 D형을 제안한 학자들도 있다. A형은 인간과 다른 포유류, 조류에서 발견된다. B형은 주로 인간을 감염시키지만, 물개에서도 검출된 적이 있다. C형은 인간 어린이와 돼지를 감염시키며,

D형은 주로 소에서 발견된다. 1918년의 스페인 독감을 비롯해 인간에서 대규모 유행과 팬데믹을 일으킨 것은 A형 인플루엔자 바이러스다. 물새에서 발견된 A형 바이러스는 16가지 아형이 있으며, 최근 박쥐에서도 두 가지 아형이 분리되었다.

1918년 팬데믹에서 여실히 입증되었듯, 인플루엔자 바이러스의 중요한 특징은 매우 쉽게 변이가 일어난다는 점이다. 1918년의 바이러스는 경증 바이러스에서 치명적인 바이러스로 변했다가 다시 경증 바이러스로 되돌아갔다. 이렇듯 높은 변동성을 보이는 이유는 무엇일까? 몇 번이고 거듭해서 대규모 유행과 팬데믹을 일으킬 수 있는 까닭은 무엇일까?

모든 병원체가 그렇듯 바이러스와 숙주 사이에는 끊임없는 전투가 벌어진다. 인플루엔자 바이러스가 코와 인후부, 나아가 폐의 점막 세포에 달라붙으면 몸에서는 즉시 다양한 보호성 화학물질(사이토카인)을 방출해 대응에 나선다. 이어서 특이적 항체가 바이러스 표면에 달라붙고, 대식세포('청소' 기능을 담당하는 백혈구)가 다가와 이를 제거한다(이때 항체가 달라붙는 바이러스 표면 분자를 항원이라고 한다). 또한 우리 몸은 바이러스를 직접 파괴하는 살해세포들을 만들어낸다. 몸속에서 이런 전쟁이 벌어지면 체온이 상승하고 독감의 특징인 온갖 통증이 나타나는데, 이런 증상이 생기는 이유는 부분적으로 신체에서 바이러스를 죽이기 위해 만들어낸 독성 화학물질들 때문이다. 우리는 대부분 일주일 내에 전투에서 승리를 거두어 회복한다. 그리고 침범한 적을 면역학적으로 기억해 항체를 비롯한 무기들을 만든다. 이런 면역 기억 덕분에 같은 바이러스가 다시 공격해 오면 신속하게 몸을 보호할 수 있다.

이렇게 신체는 첨단 무기들을 동원해 스스로를 보호하지만, 바이러스는 때때로 이런 방어 체계마저 회피해 감염을 일으킨다. 신체가 인식하지 못하도록 표면 구조를 바꾸는 능력이 있기 때문이다. 인플루엔자 바이러스는 증식 과정에서 유전 정보를 복제하는 동안 끊임없이 오류를 범한다. 품질 관리가 제대로 되지 않기 때문에 뒤죽박죽인 후손이 태어난다. 일부는 부모 바이러스와 비슷하지만, 대다수는 부모와 전혀 다른 유전자를 갖는다. 이런 뒤죽박죽 바이러스가 몸을 침입하면 면역 기억도 별로 도움이 되지 않는다.

바이러스란 무엇인가?

바이러스는 지금까지 알려진 가장 작은 유기체로 '궁극의 기생체'라 할 수 있다. 즉 바이러스는 살아 있는 세포 안에서만 살 수 있으며, 생존을 전적으로 숙주세포에 의존한다. 바이러스는 아주 단순한 유전 정보가 담긴 RNA나 DNA 조각이 단백질 외피로 둘러싸인 것에 불과하다. 식물, 동물, 세균 등 모든 종류의 생물을 감염시키며, 종종 질병을 일으키지만 항상 그런 것은 아니다. 세상에는 어떤 생물종보다도 더 많은 바이러스가 존재한다. 컴퓨터 시대가 되면서 바이러스라는 용어는 스스로 복제하면서 널리 퍼져 컴퓨터의 작동에 지장을 초래하는(질병) 명령어를 일컫는 말로 사용되기도 한다.

인플루엔자 바이러스는 RNA 바이러스로 유전 정보가 8개의 분절로 나뉘어 있으며, 같은 유형의 인플루엔자 바이러스와 분절 단위로 유전자를 교환할 수 있다. 이를 교잡이라고 한다.

원래 모습과 전혀 달라진 바이러스는 면역계에서 인식할 수 없기 때문에 숙주의 면역반응을 쉽게 회피한다. 이처럼 유전 물질이 크게 변하는 현상을 '유전적 부동genetic drift'이라고 한다. 계절성 인플루엔자 바이러스가 매년 달라지는 이유가 바로 여기에 있다. 인간 집단이 기존 바이러스에 저항성을 갖고 있다고 해도, 유전적 오류로 인해 만들어진 변이 바이러스는 면역계의 공격에서 살아남아 새로운 유행을 일으킨다.

바이러스의 다양성을 높이는 두 번째 현상은 '유전자 재편성 reassortment'이다. 이것은 두 개의 인플루엔자 바이러스가 짝짓기하듯 유전자를 분절 단위로 교환하는 과정이다. 인플루엔자 바이러스는 유전 정보를 8개의 RNA 분절로 저장한다(그림 2-2). 두 개의 서로 다른 A형 인플루엔자 바이러스가 동일한 세포를 감염시킨다면 유전자 재편성에 의해 256가지 유형의 후손이 태어날 수 있다. 실제로 20세기의 인간 인플루엔자 팬데믹은 대부분 이런 교잡 hybridization에 의해 발생했다.

인플루엔자 바이러스는 직경이 약 100나노미터에 불과하며(사람 머리카락의 직경은 8만~10만 나노미터다), 형태는 구형에서 실 모양까지 다양하다. 인간 세포를 감염시킨 바이러스는 유전자를 인간 유전자 속에 삽입한다. 결국 인간 세포의 세포 소기관들은 바이러스 유전자의 지시에 따라 바이러스의 구성요소를 만들어낸다. 이렇게 만들어진 구성요소들은 인간 세포를 탈출하면서 세포막을 뜯어내 외피로 삼는다. 이런 과정을 거쳐 외피 표면에 곤봉처럼 생긴

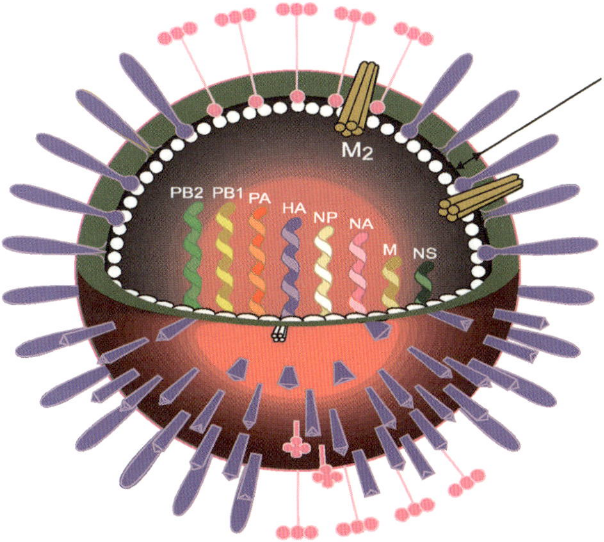

그림 2-2 바이러스의 표면에 돌출된 단백질을 스파이크(spike, '못'이라는 뜻)라고 한다. 인플루엔자 바이러스의 스파이크는 크게 세 종류다. 가장 많은 것은 곤봉 모양의 헤마글루티닌(haemagglutinin, H, 보라색) 스파이크로, 바이러스는 이 단백질을 이용해 인간의 코, 인후, 폐의 점막 세포에 단단히 결합한다. 두 번째로 많은 것은 뉴라민산 가수분해효소(neuraminidase, N, 분홍색) 스파이크로, 바이러스는 이 효소를 일종의 가위처럼 사용해 감염시켰던 세포 표면에서 떨어져 나와 주변으로 퍼진다. 세 번째 스파이크(M2, 노란색)는 튜브처럼 생긴 구조물이다. 세 가지 단백질은 모두 지질층 안에 단단히 박혀 있는데, 이 지질층은 바이러스가 감염시켰던 세포를 뚫고 나올 때 세포막을 뜯어 내서 만든 것이다. 지질층 안쪽에는 막 단백질(M, 흰색)이 바이러스 유전 정보가 저장된 8개의 RNA 분절을 둘러싸고 있다.

돌출부(스파이크)가 돋아난 형태의 바이러스 입자가 만들어진다.

스파이크는 세 종류가 있는데, 가장 많은 것은 헤마글루티닌이다. 헤마글루티닌은 바이러스를 인간 세포 표면의 수용체(결합 부위)에 연결한다. 두 번째로 많은 스파이크는 뉴라민산 가수분해효소로 여러 개가 한데 뭉쳐 덩어리를 이룬다. 이 효소는 일종의 분자 가위로 세포 표면에서 볼록하게 솟아오른 바이러스를 잘라내 주변에 퍼뜨린다. 세 번째 스파이크는 짧은 튜브 모양의 매트릭스 2(M2) 단백질이다. 지질층 아래에는 매트릭스 층이 있어 바이러스 유전 부호를 구성하는 8개의 RNA 분절을 둘러싼다.

인플루엔자 바이러스의 명명법은 1980년 WHO에서 표준화했다. 바이러스 유형/분리된 숙주(관례에 따라 인간은 따로 표기하지 않는다)/분리된 국가/분리 번호/분리된 연도를 쓴 후, 괄호 속에 헤마글루티닌(H)과 뉴라민산 가수분해효소(N) 아형을 기입한다. 예컨대 A/Madrid/101/1918 (H1N1)는 1918년 마드리드에서 인간으로부터 분리된 A형 인플루엔자 바이러스로, H 아형과 N 아형은 H1N1이다. 이 바이러스가 돼지에서 분리되었다면 이름은 A/swine/Madrid/101/1918 (H1N1)이 된다.

1919~20년 뉴질랜드, 영국, 미국을 비롯한 여러 나라의 공중보건 관계자들은 인플루엔자에 대해 의학적으로 알고 있는 사실들을 대대적으로 검토했다. 백신을 개발하려면 원인 병원체에 대한 연구가 시급하다는 생각에서였다.

1918년 팬데믹 중 감염자의 인후에서 세균이 분리되자, 과학자들은 독감의 원인을 밝혔다고 생각해 이름까지 인플루엔자균 Haemophilus influenzae으로 명명했다. 이 세균에 대한 백신이 효과가 있는 것으로 나타나자 확신은 더욱 굳어졌다. 공교롭게도 백신을 접종한 시기가 팬데믹이 약화되는 때와 일치했기 때문에 그렇게 생각할 수밖에 없었다. 사실 이 백신은 세균에 의한 이차성 폐렴을 예방하는 데 어느 정도 효과가 있었을 것이며, 이차성 폐렴이야말로 팬데믹 기간 중 사망 원인이었기 때문에 아주 효과가 없었다고 도 할 수 없다. 하지만 세균은 독감의 원인이 아니었다.

뜻밖에 원인 병원체가 바이러스라는 첫 번째 단서는 전혀 중요하다고 생각하지 않았던 사실에서 드러났다. 1901년 이탈리아의 에우제니오 첸탄니Eugenio Centanni와 에치오 사보누치Ezio Savonuzzi는 치사율이 매우 높은 닭 페스트fowl plague의 병원체가 세균이 아니라는 사실을 입증했다. 최초의 바이러스가 등장한 것이다.[13] 닭 페스트는 닭의 비강과 폐에서 시작해 혈액을 거쳐 전신으로 퍼진다. 감염된 닭은 뇌를 포함해 모든 장기에 출혈이 생기며, 심한 경우 폐사율이 100%에 이른다.

닭 페스트는 인간 인플루엔자와 크게 달랐기 때문에 아무도 두 질병이 관련되어 있다고 생각하지 않았다. 1955년에 이르러서야 독일의 튀빙겐에서 베르너 셰퍼Werner Sch?fer가 닭 페스트와 인간 바이러스 사이에 관련이 있음을 입증했다.[14]

한편 1918년 아이오와주 포트다지Fort Dodge에 위치한 미국 농무부 소속 수의사 존 코엔John S. Koen은 돼지에서 유행하는 호흡기 질환이 사람의 인플루엔자와 놀랄 정도로 비슷하다고 보고했다.[15] 1928년 축산업국의 찰스 맥브라이드Charles S. McBryde는 감염된 돼지에서 채취한 점액을 이용해 돼지에서 돼지로 인플루엔자를 전파할 수 있었다. 하지만 점액을 세균을 걸러내는 필터에 통과시킨 후에는 질병이 전파되지 않았다. 당시에는 이 방법이 병원체가 바이러스인지 알아보는 기준이었다. 바이러스는 세균보다 작기 때문에 병원체가 세균을 걸러내는 필터를 통과한다면 바이러스라고 생각했던 것이다. 여전히 인플루엔자의 원인이 세균임을 시사하는 소견이었다. 하지만 몇 년 후 뉴욕 록펠러 의학연구소Rockefeller Institute for Medical Research의 리처드 쇼프Richard E. Shope는 여과 시험을 반복해 돼지에서 돼지로 인플루엔자를 전파하는 데 성공함으로써 원인 병원체가 바이러스임을 공식적으로 입증했다.[16]

이 무렵 영국 의학연구위원회Medical Research Council, MRC 역시 바이러스 연구에 한창이었다. 개 디스템퍼가 돌아 영국의 인기 스포츠인 여우 사냥에 큰 지장이 초래되자, 《더 필드The Field》라는 잡지에서 이 문제를 연구해달라고 MRC에 적지 않은 자금을 제공했던 것이다. 개 디스템퍼는 고열과 기침, 구토와 설사로 시작한다. 감염된 개는 마비 증세를 보이다 죽는 일이 많았다. 당시 MRC를 이끌던 패트릭 레이들로Patrick Laidlaw는 페럿ferret이 개 디스템퍼에 전염된다는 말을 어디선가 들은 적이 있었다. 1921년 그는 이 병을 연구하기 위해 런던 외곽 밀힐 연구소Mill Hill Laboratories에 당시로서는 첨단 격리 실험실을 마련했다.[17]

MRC의 젊은 생물학자 크리스토퍼 앤드류스Christopher Andrewes는 록펠러 연구소에서 2년간 류마티스 열을 연구하면서 쇼프와 우정을 쌓았다. 1933년 앤드류스가 MRC로 돌아간 후 런던에서 갑자기 계절성 인플루엔자가 유행하자 다소 느슨했던 이 전문가 네트워크가 본격적으로 활동하기 시작했다. 앤드류스와 레이들로는 또 다른 동료 윌슨 스미스Wilson Smith와 함께 인플루엔자 환자들의 인후 검체를 채취한 후, 쇼프의 방법을 통해 페럿을 감염시키는 데 성공했다(페럿은 사람과 똑같은 증상을 나타냈기 때문에 인플루엔자를 연구하는 데 좋은 모델이었다). 또한 그들은 병원체가 필터를 통과해 바이러스의 정의에 부합한다는 것도 입증했다. 분리된 병원체는 질병의 원인에 대한 코흐의 가설 역시 충족했다. 즉 순수한 형태로 배양되었으며, 건강한 동물을 분리된 병원체에 노출했을 때 같은 질병이 발생했으며, 이렇게 감염된 동물에서 같은 병원체를 다시 분리할 수 있었다. 그들의 연구에 의해 인플루엔자의 원인 병원체가 바이러스라는 사실이 확인되었다.

이 전염 연구 중 페럿 한 마리가 스미스의 연구실에서 일하던 의대생 찰스 스튜어트-해리스Charles Stuart-Harris 쪽으로 재채기를 했다. 그 역시 인플루엔자 증상을 나타냈으며, 그에게서 분리한 병원체를 다시 페럿에게 노출시키자 인플루엔자 증상을 나타냈고, 그 동물들에게서 다시 병원체를 분리할 수 있었다.[18] 록펠러 연구소로 돌아간 쇼프는 페럿 연구를 반복하다가 먼저 동물을 마취시킨 후 바이러스를 폐 깊숙이 침투시켜 취약한 세포에 접촉하도록 하면 훨씬 쉽게 감염된다는 것을 알아냈다. 이 정보가 전해지자 실험 동물을 페럿에서 마우스로 바꾼 후 질병을 전염시키는 데 애를 먹고 있던 런던 연구팀은 돌파구를 마련할 수 있었다. 록펠러 연구소에서도 토머스 프랜시스Thomas Francis가 마우스를 마취시키는 방법으로 인플루엔자를 옮기는 데 성공했다. 이후로는 작고 번식시키기도 간편한 마우스가 인플루엔자 연구의 표준 실험 동물로 사용되었다.

이제 인플루엔자 연구의 과제는 바이러스를 분리 배양하는 간단한 방법을 찾는 것이었다. 런던 MRC 연구소에서는 달걀에서 바이러스를 배양하려고 했지만, 쉽지 않았다. 그들이 사용한 방법은 낳은 지 10일된 달걀의 껍질에 작은 구멍을 뚫고 인플루엔자 환자의 인후 세척액을 주입하는 것이었다.

이 연구에는 MRC에 2년간 펠로로 와 있던 프랭크 맥팔레인 버넷Frank MacFarlane Burnet도 참여했다. 멜버른으로 돌아간 그는 인플루엔자 환자의 검체를 닭 배아를 둘러싼 양막강amniotic cavity에 주입하면 훨씬 잘 자란다는 사실을 발견했다.[19] 이어서 MRC팀은 연속 계대(subsequent passaging, 첫 번째 달걀에서 바이러스를 접종한 양수를 취해 두 번째 달걀에 주입하고, 일정 시간이 지난 후 두 번째 달걀에서 양수를 취해 세 번째 달걀에 주입하는 방법) 시, 바이러스를 생후 10~12일 된 닭 배아를 둘러싼 요막강allantoic cavity에 주입하면 훨씬 잘 자란다는 사실도 밝혔다. 요막강은 양막강보다 훨씬 커서 주입하기도 쉬웠다.

바이러스를 쉽게 얻을 수 있게 되자 이내 바이러스를 함유한 요막액을 닭이나 인간의 적혈구에 가하면 적혈구들이 서로 들러붙어 응집이 일어난다는 사실이 밝혀졌다.[20] 인플루엔자 바이러스의 적혈구 응집 특성은 정량화할 수 있었다. 결국 바이러스가 얼마나 존재하는지 측정하는 간단한 방법이 개발된 셈이었다. 또 하나 중요한 발견은 인플루엔자에 감염되었다가 회복한 사람의 혈청을 가하면 적혈구 응집 반응이 억제된다는 것이었다. 이제 연구자들은 적혈구 응집 억제 검사haemagglutination inhibition test라는 간단한 혈청학적 분석을 통해 다양한 인플루엔자 바이러스를 비교하고 백신의 유효성을 판정할 수 있었다. 조지 허스트George Hirst는 적혈구 응집이 영구적이지 않음을 관찰하고 인플루엔자 바이러스가 적혈구에서 떨어져 나가는 데 필요한 효소를 갖고 있을 것이라고 추정했다.[21] 그의 예리한 관찰 덕에 뉴라민산 가수분해효소가 발견되어 두 번째 인플루엔자 혈청 검사가 개발되었다.[22]

이 발견에 힘입어 머지않아 완전히 다른 유형의 인플루엔자 바이러스가 분리되어 B형이라고 명명되었다.[23] 새로운 유형의 바이러스를 발견한 사람은 록펠러 연구소의 토머스 프랜시스로, 그는 이 균주를 런던에 보내 교차 검증을 요청했다. 양쪽 연구팀은 이전에 발견된 균주와 새로 분리된 균주의 항원 사이에 아무런 관계가 없음을 확인하고, 예전 균주를 'A형 인플루엔자 바이러스', 새로운 균주를 'B형 인플루엔자 바이러스'라고 부르기로 합의했다.

바이러스 균주를 발견할 때마다 기꺼이 정보를 공유하는 것은 인플루엔자 연구의 오랜 전통이다. 최초의 인플루엔자 과학자 네트워크라 할 뉴욕, 런던, 멜버른 연구팀은 정보를 아낌없이 공유함으로써 바이러스에 관한 초기 지식을 확립하는 데 큰 공헌을 했다. 1947년 WHO가 발족하면서 매년 바이러스 항원이 변하는 인플루엔자는 지속적인 전 세계 건강 문제로 인식되었다. 앤드류스(나중에 작위를 받아 크리스토퍼 경이 된다)가 WHO에 전 세계 인플루엔자 네트워크를 구성하고 표준연구소들을 지정하자고 제안하자, 기존 비공식 국제 네트워크에 소속되어 있던 과학자들이 모두 동의했다. 마침내 1952년, 26개 연구소에서 분리된 인플루엔자 바이러스들을 공유하는 WHO 협력 네트워크가 구성되었다.

밀힐에 있던 앤드류스의 연구소는 세계인플루엔자센터World Influenza Centre로 지정되었다. 멜버른, 애틀랜타, 도쿄, 멤피스, 그리고 나중에 베이징에 협력 연구소들이 지정되었다. 네트워크에 참여하고 싶은 국가는 언제든 국립연구소에서 분리한 인플루엔자 바이러스를 해당 지역 지정 협력 연구소에 보낼 수 있으며, 협력 연구소에서는 그 균주를 동정해 결과를 알려 준다. 협력 연구소들은(표준연구소라고 불린다) 페럿을 이용해 혈청을 준비했다가, 인플루엔자가 유행하면 균주를 동정하고, 표준 분리 동정법을 제공한다. 이렇게 얻어진 정보를 모든 연구소가 공유해 매년 백신을 업데이트한다.[24] 1973년부터는 모든 협력 연구소의 핵심 연구자들이 한자리에 모여 항원 소변이에 대응하려면 백신에 어떤 변화가 필요한지 결정하며, WHO는 이 결과를 근거로 그해의 인플루엔자 백신에 어떤 균주를 포함시킬지 정식 권고안을 발표한다.

1952년에 발족한 국제 인플루엔자 감시 네트워크Global Influenza Surveillance Network, GISN는 2011년에 국제 인플루엔자 감시 대응 시스템Global Influenza Surveillance and Response System, GISRS으로 확대되었다. 현재 이 기구에는 113개국의 143개 국립 인플루엔자 연구소를 비롯해 152개 기관이 참여한다. 인플루엔자 네트워크는 이후

WHO에서 출범시킨 모든 네트워크의 원형이 되었다.

1957년 인플루엔자 네트워크는 처음으로 진정한 도전에 직면한다. 중국 남부 윈난성에서 20세기 들어 두 번째로 인플루엔자 팬데믹이 발생했던 것이다. 원인 병원체는 A형 인플루엔자 바이러스였지만 이전에 발견된 어떤 균주와도 달랐다.[25] 다행히 1957년에는 인플루엔자의 원인 병원체가 바이러스라는 사실이 알려져 있었으며, 계란을 이용해 백신을 만드는 방법도 개발되어 있었다. 당시 가장 시급한 질문은 인간 인플루엔자 팬데믹이 기존에 유행하던 바이러스의 변이로 인해 생기는지, 아니면 돼지나 닭 등의 동물에서 유래했는지 밝히는 것이었다.

3
호주의 물새에서 타미플루까지

From seabirds in Australia to Tamiflu

과학 지식은 다양한 방식으로 진보한다. 팬데믹 인플루엔자 바이러스의 기원을 찾는 연구는 고故 그레엄 레이버Graeme Laver와 내가 해변을 걷던 날 큰 진전을 이뤘다. 2004년 그는 이렇게 썼다.

이야기는 1960년대 후반 호주 뉴사우스웨일스주 남쪽 해안에서 시작되었다. 양고기새(슴새)의 사체가 10~15미터마다 해변으로 떠밀려와 있었다. 1961년 남아프리카에서 제비갈매기가 인플루엔자 바이러스에 감염되어 집단 폐사한 사건[26]을 알고 있던 우리는 궁금해졌다. 그 새들도 인플루엔자로 죽지 않았을까?[27]

여기서 '양고기새'란 바다철새migratory seabird인 쐐기꼬리슴새Puffinus pacificus를 가리킨다. 쐐기꼬리슴새는 크게 8자 모양 경로를 따라 태평양을 횡단해 이동하며, 매년 뉴질랜드 남부와 호주의 그레이트 배리어 리프Great Barrier Reef 주변 섬들로 돌아와 둥지를 틀고 새끼를 기른다. 양고기새라는 이름은 뉴질랜드에서 마오리족과 초기에 정착한 유럽인들이 즉시 고기로 이용할 수 있다는 뜻에서 붙인 이름이다. 땅 위에 얕은 굴처럼 파놓은 둥지에서 통통하고 육즙 많은 어린 새를 쉽게 꺼낼 수 있었던 것이다. 쐐기꼬리슴새는 피부 바로 밑에 생선 비슷한 맛이 나는 풍부하고 촘촘한 지방층이 있으며, 전통적으로 소금에 절여 훈제했다. 최근에는 고급 레스토랑에서 뉴질랜드의 별미로 팔기도 한다. 레이버와 나는 곧바로 쐐기꼬리슴새가 둥지를 트는 그레이트 배리어 리프로 향하는 것이 성급한 행동이라고 결론 내렸다. 새들이 정말로 인플루엔자에 감염되었다면 어쩔 것인가?

당시 나는 캔버라의 호주국립대학Australian National University, ANU 대학원생이었고, 레이버는 막 임용된 햇병아리 교수였다. 그런 원정을 떠날 만한 연구비를 대줄 곳이 있을 리 없었다. 그레이트 배리어 리프 지역 섬들은 보호구역이었으므로 허가도 받아야 했다. 게다가 장비는 물론 음식과 물까지 보트에 싣고 가야 했다. 우선 ANU의 존 커틴 의학연구원John Curtin School for Medical Research 미생물학 과장을 찾아갔다. "정신 나간 소리! 과학 원정이라니, 맙소사. 연구비를 끌어다 친구와 가족을 데리고 오지 탐험을 가겠다는 겐가?"

뭐, 대체로 옳은 말이었지만 우리는 포기하지 않았다. 마침 WHO 수의바이러스학Veterinary Virology 부서장인 마틴 캐플런 Martin Kaplan을 알고 있었다. 그는 돼지가 인간 인플루엔자 팬데믹의 원인일 가능성이 있다는 이론을 강력히 지지하는 사람이었다. 그에게 우리 생각을 털어놓았다. 기쁘게도 캐플런은 원정 자금으로 미화 500달러를 승인해주었다. 1960년대 후반 500달러면 꽤 큰 돈이라 실제로 대부분의 비용을 충당할 수 있었다. 그러자 ANU에서도 생각이 달라져 우리 원정에 과학적인 측면이 있다고 인정해주었다. 대학에서는 우리가 선택하는 항구까지 왕복 차편(스테이션 웨건)과 연료를 제공하는 데 동의했다. ANU 측 참석자들은 각자 차를 몰고 오기로 했다. 쐐기꼬리슴새의 번식지인 몇몇 무인도에 가장 쉽게 접근할 수 있는 항구는 캔버라에서 육로로 약 1,500킬로미터 떨어진 퀸즐랜드주 브리즈번 북쪽의 글래드스턴Gladstone이었다.

최종 목적지는 트라이언 섬, 노스웨스트 섬, 레이디 엘리엇 섬이었다. 이 섬들은 담수가 없지만 관목 식물들이 자라는 모래 암초다. 당시에는 무전기를 쉽게 사용할 수 없었고 디지털 통신 수단은 아예 존재하지 않았으므로, 최대 2주까지 완전 자급자족할 준비를 갖추어야 했다. 데이크론 면봉과 채취한 표본을 냉동 보관할 액체 질소가 담긴 듀어 플라스크(Dewar flask, 커다란 단열 보온병) 등 조류 검체 채취 장비는 물론 1인당 7.5리터의 담수와 충분한 음식까지 가져 가야 했다는 뜻이다.

원정대에 참여할 자원자는 부족하지 않았다. 독일, 영국, 미국에서 온 연구자들이 앞다투어 손을 들었다. 우리는 보통 10~12명으로 팀을 꾸렸는데, 십대 자녀를 둔 가족을 우선 선정했다. 청소년은 성인보다 몸무게가 가벼워 모래 속에 얕게 파놓은 쐐기꼬리슴새의 땅굴을 무너뜨리고 새들을 짓밟아 버릴 위험이 적었기 때문이다(그림 3-1).

첫 번째 원정대의 구성은 이후 1~2년 간격으로 일곱 차례 이어진 원정의 모델이 되었다. 과학 연구에 필요한 장비와 보급품을 꾸려 차량에 실은 후 우리 팀은 일렬로 캔버라에서 글래드스턴까지 이틀에 걸친 자동차 여행을 시작했다. 시드니, 뉴캐슬, 브리즈번 등 대도시를 피하기 위해 해안보다 내륙 쪽 도로를 택했다. 호주의 오지를 가로지르는 여행의 또 다른 장점은 내키는 곳 어디서든 차를 세우고 바로 길 옆에 캠프를 칠 수 있다는 것이다. 한 번은 쥐가 득실거리는 지역에서 한밤중에 불청객의 습격을 받았다. 바닥이 있는 텐트는 큰 문제가 되지 않았지만, 바닥이 없는 텐트에서 자던 독일 연구자들은 꼭두새벽에 뛰쳐나와 침낭과 옷가지 속에 파고든 쥐들을 내쫓아야 했다. 쥐들의 번식력은 놀라웠다. 한밤중에 쥐떼가 도로를 가로지르면 도로 표면이 달빛을 받아 반짝이는 것처럼 보일 정도였다.

글래드스턴에서 트라이언 섬까지의 보트 여행은 늘 쉽지 않았다. 바다는 유리처럼 잔잔했다가도 항해가 불가능할 정도로 거칠어졌다. 어떤 원정 때는 선장이 스스로 물러나 일등 항해사에게 키를 맡기는 모습을 보고 가슴을 졸이기도 했다. 바다가 어찌나 거친

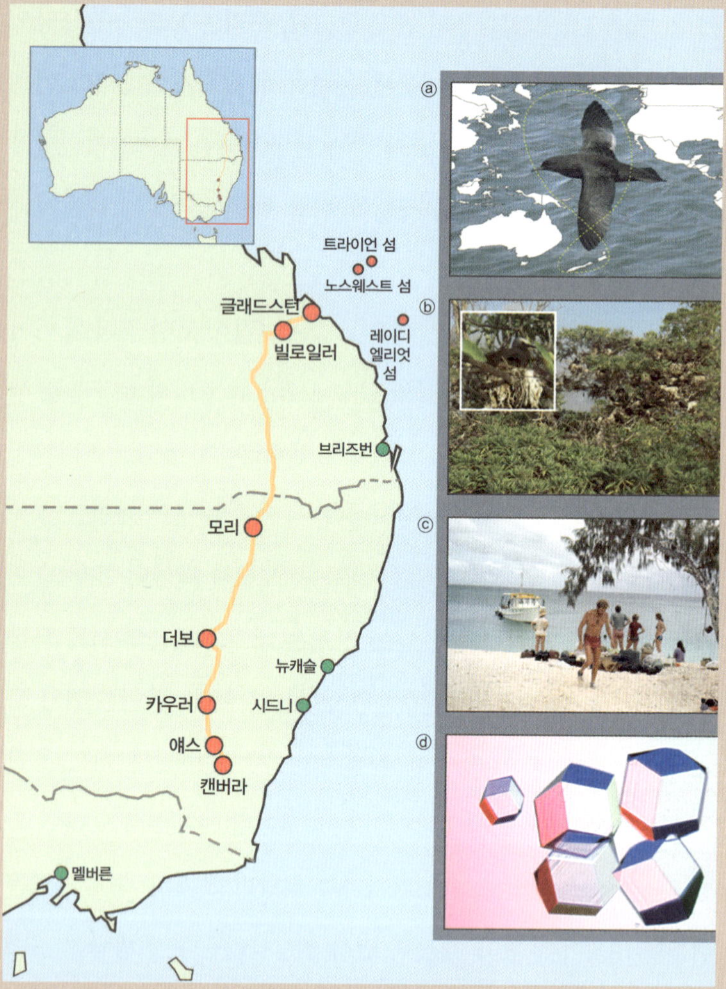

그림 3-1 우리는 물새에서 인플루엔자 바이러스를 찾기 위해 그레이트 배리어 리프의 섬으로 들어갔다. 캔버라에서 산호초에 이르는 가장 가까운 항구인 글래드스턴까지의 여정을 지도에 표시했다.
ⓐ 태평양을 '8자 모양'으로 가로지르는 쐐기꼬리슴새의 이동 경로. 새들은 뉴질랜드 남부와 호주 그레이트 배리어 리프의 섬들을 찾아 얕은 땅굴을 판 후 그 속에 알을 낳고 새끼를 기른다.
ⓑ 가는부리제비갈매기는 노스웨스트 섬에 서식한다. 우리는 둥지에서 직접 성체들을 잡아 검체를 채취했다. 녀석들은 인간을 한 번도 본 적이 없어서 우리를 전혀 두려워하지 않았다.
ⓒ 그레엄 레이버 박사(빨간색 수영복)와 연구팀이 트라이언 섬에 도착해서 찍은 사진.
ⓓ 그레엄 레이버 박사는 가는부리제비갈매기에서 H11N9 인플루엔자 바이러스를 분리한 후 뉴라민산 가수분해효소의 결정을 얻었다. 이 결정을 이용해 인플루엔자 치료제인 타미플루가 개발되었다.

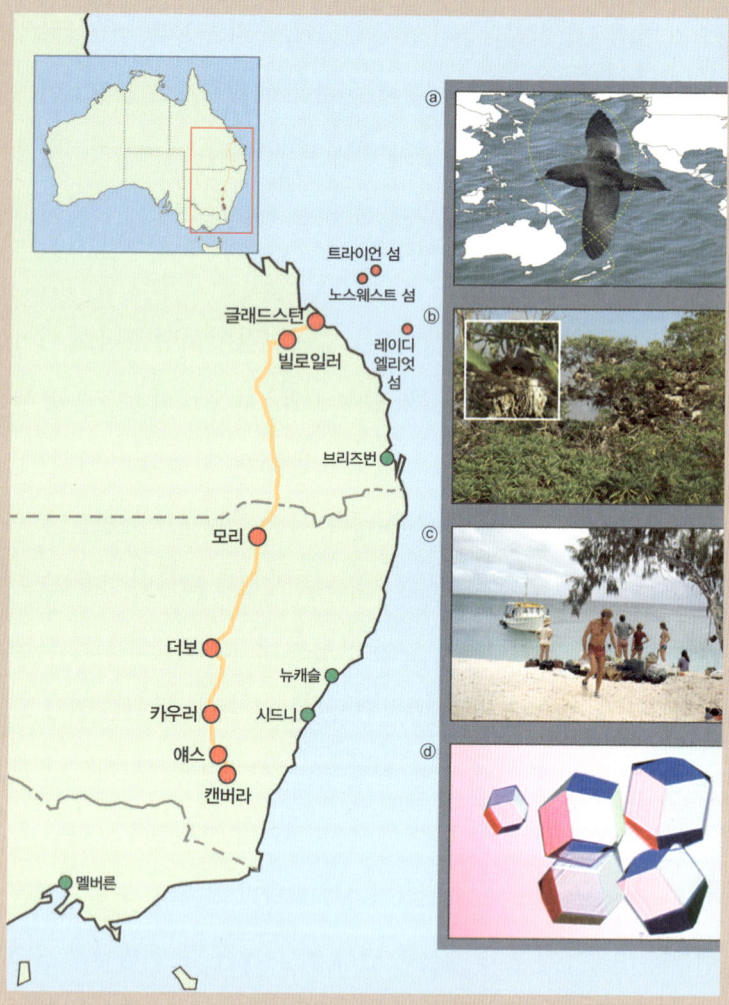

지 스코폴라민 패치를 붙여도 뱃멀미가 가라앉지 않았다. 밧줄로 단단히 묶어 놓은 해치 위까지 바닷물이 밀려들었다. 하지만 섬을 둘러싼 산호초 안쪽으로 들어가자 거짓말처럼 바다가 잔잔해지고 자연 그대로의 완벽한 해변이 우리를 맞았다. 바다를 건너면서 느꼈던 불안과 불쾌함이 씻은 듯 사라졌다. 첫 번째 원정 때는 노를 젓는 작은 보트로 보급품을 해변까지 옮기고 모선母船은 글래드스턴으로 돌아갔지만, 그 다음부터는 모선이 산호초 안쪽 석호에 머문 덕에 인근 여러 섬을 돌아다니며 검체를 채취할 수 있었다.

조리와 식사를 하는 큰 텐트가 활동 중심지였다. 이 베이스 텐트는 피소니아 그란디스*Pisonia grandis* 나무 그늘에 세웠다. 그 주변으로 개인용품을 보관하고 잠을 잘 수 있게 작은 텐트들을 쳤다. 낮에는 세계에서 가장 멋진 산호초 사이에서 수영과 스노클링으로 시간을 보냈다. 식량으로 쓸 물고기와 바닷가재를 잡기도 했다. 연구를 위한 시간은 저녁이었다. 오해할 사람이 있을지 몰라 덧붙이자면 이런 일정은 우리가 즐기려고 정한 것이 아니라 새들의 행동에 맞춘 것이었다. 황혼이 질 때쯤 어미 새들이 빠른 속도로 자라는 새끼들을 먹이기 위해 뱃속에 물고기를 가득 채운 채 굴로 돌아왔던 것이다. 해질녘의 번식지는 돌아오는 어미새들이 초조하게 기다리는 새끼들을 부르는 소리로 왁자지껄 한바탕 소란이 일었다.

주변이 완전히 깜깜해지면 우리는 손전등을 켜고 조심스럽게 서식지로 걸어 들어갔다. 새들을 붙잡는 것은 어린이들의 임무였다. 아이들은 '새들의 수다'가 소란스럽게 흘러나오는 굴 위의 땅을 밟고 선 채 깊숙이 팔을 집어넣어 발과 날개를 단단히 붙잡고 한 마리씩 끄집어냈다. 처음 따라온 아이가 굴 속 깊이 팔을 집어넣으면 그레엄 레이버는 항상 겁을 주었다. '뱀을 조심하라구!' 사실 산호섬에는 뱀이 살지 않았지만, 그 경고는 항상 똑같은 공포 반응을 불러일으켰다. 아이들은 겁에 질린 채 감히 새를 붙잡을 생각도 못하고 황급히 손을 빼게 마련이었다. 이런 일종의 신고식에는 항상 폭소가 뒤따랐다.

처음에 우리는 모든 새의 인후 분비물을 면봉으로 채취하고 시맥翅脈*에서 피를 뽑은 후 잽싸게 다시 굴 속으로 넣어 주었다. 하지만 조류에서는 인플루엔자 바이러스가 장에 존재한다는 사실을 알고 나서는 배설강cloaca에서도 면봉 검체를 채취했다(조류는 항문이 아니라 배설강을 갖는다). 채취한 혈액은 밤새 검체 튜브에 그대로 두어 응고시킨 후, 분리된 맑은 혈청만 따로 취해 보온병 속에 냉동보관했다. 다른 부위의 검체를 채취한 면봉들도 보온병으로 들어갔다. 50~60마리 정도 검체를 채취하면 베이스 텐트로 돌아가 그날의 요리사로 지정된 사람이 장만한 호화로운 해산물 요리를 즐겼다. 어른들은 셰리주도 한 잔씩 했다.

전 세계 동료들은 우리가 무척 재미있게 지낸다는 소문을 들었지만, 아무리 파라다이스에서 스노클링과 낚시를 즐긴다고 해도 매일 똑같은 일이 반복되면 지루해지게 마련이다. 섬에는 가는부리제비갈매기Anous tenuirostris도 있었으므로, 우리는 해가 떠 있는

* 새의 날개정맥 —옮긴이

동안 그 녀석들의 검체를 채취함으로써 우리의 끝없는 과학적 호기심을 충족하기로 했다.

몇 가지 지켜야 할 규칙이 있었지만 사고가 전혀 없었던 것은 아니다. 규칙 중 하나는 낮 동안 수영할 때를 포함해 항상 모자와 셔츠, 운동화를 착용하는 것이었다. 햇빛이 너무 강렬해서 꼼짝도 못할 정도로 심한 일광 화상을 입을 위험이 있었기 때문이다. 신발이 필요한 이유는 모래가 깔린 얕은 물 속에 등지느러미에 독침이 돋아난 스톤피쉬stonefish와 껍질이 면도날처럼 날카로운 북미죽합razor clam이 숨어 있었기 때문이다. 내 아이들 닉과 샐리는 각기 11살과 13살이던 때 세 번째 원정에 합류했는데, 일찌감치 아빠를 과잉 보호 타입이라 판단하고 말을 듣지 않았다. 하지만 그런 태도는 트라이언 섬에 상륙한 첫날 저녁에 완전히 달라졌다. 네덜란드에서 온 방문 교수가 맨발로 아름다운 산호초 해변을 걸으며 맑은 물 속에 발을 디뎠다가 날카로운 뭔가를 밟고 발을 깊이 벤 것이다. 그나마 스톤피쉬를 밟지 않은 것이 천만다행이었다. 그 뒤로는 신발 착용을 비롯해 어떤 규칙에도 불평하는 사람이 없었다.

바로 그날 저녁, 땅이 심하게 요동치는 바람에 모두 깜짝 놀라 잠에서 깨어났다. 알고 보니 텐트 한쪽 구석 아래서 거대한 바다거북이 알을 낳느라 땅을 파고 있었다! 무엄하게도 둥지 위에 텐트를 친 인간을 가차 없이 응징한 것이다. 또 한 번 텐트에 바닥이 있다는 데 감사했다. 거북의 땅파기는 거의 한 시간 동안 계속되었다. 마침내 줄잡아 수백 개는 되어 보이는 알을 낳고서야 들썩임이 멎었다.

알 하나하나가 골프공만 했고, 가죽처럼 보이는 신축성 있는 껍질로 싸여 있었다. 다음날 아침 일찍 나은 잠자리를 되찾았고, 느릿느릿 바다로 돌아가는 거대한 생물체의 등에 올라타기까지 했다. 해변에서는 느리게 기어 다니던 거북은 물속으로 들어가자 빠르고 우아하게 헤엄쳐 사라졌다.

무인도에서 지켜야 할 규칙이 또 하나 있었다. '밀물 때 수영하지 말 것!' 상어들이 먹이를 찾아 석호로 들어올 수 있기 때문이었다. 하지만 한번은 노스웨스트 섬에서 때를 잘못 맞춰 가슴까지 차오르는 물속을 헤치고 모선까지 걸어가야 했다. 물이 빠졌을 때 가는부리제비갈매기를 잡으러 멀리까지 걸어 나간 참이었다. 그 일 자체는 쉬웠다. 갈매기들은 포식자를 마주친 적이 없는 탓에 우리가 다가가도 가만히 있었다. 그때 해변에서 275미터쯤 떨어진 모선에서 돌아오라는 경보가 울렸다. 갑자기 폭풍이 몰아쳤던 것이다. 어린이들을 작은 보트에 태우고, 어른들은 상어 지느러미가 보이는데도 밀물 속을 헤치고 모선까지 걸었다. 틀림없이 상어들은 배가 고프지 않았던 모양이다. 우리가 한데 뭉쳐 모선에 도착할 때까지 한 놈도 공격하지 않았다. 폭풍에 요동치는 배 위에 있으면서도 그 섬을 떠날 때만큼 행복했던 적은 없었다.

첫 번째 원정 중에 레이버는 섬에서 바로 쐐기꼬리슴새의 혈청을 검사했다. 투명한 겔 속에 작은 구멍을 내고 혈청을 넣은 후, 그 옆에 또 작은 구멍을 내고 세제로 사멸시킨 인플루엔자 바이러스를 넣었다. 하루가 지나자 바이러스와 쐐기꼬리슴새의 혈청 사이에 하얀 선이 생겼다. 바이러스의 구성 물질과 혈청 속에 들어 있던 항체가 만나 침전물을 형성한 것이다. 쐐기꼬리슴새의 혈청 속에 인플루엔자 바이러스에 대한 항체가 존재한다는 뜻이었다. 새들은 과거에 인플루엔자 바이러스에 감염된 적이 있었던 것이다! 검사 결과만으로는 그것이 언제였는지까지는 알 수 없었다. ANU 연구실로 돌아가서 더 많은 검사를 해봐야 했다.

생화학자인 레이버는 쐐기꼬리슴새의 혈청이 인플루엔자 바이러스 표면에 존재하는 뉴라민산 가수분해효소의 활성을 차단할 수 있는지 알아보기로 했다(2장 참고). 효소 활성이 유지된다면 표지자로 사용한 화학물질이 선홍색을 띨 것이었다. 반대로 효소 활성이 차단된다면(항체에 의해) 시약은 투명한 상태를 유지한다. 한 가지 문제가 있었다. 어떤 바이러스를 검사할 것인가? 레이버는 1957년 아시아 독감 팬데믹을 일으킨 H2N2를 선택했다. 첫 번째 실험에서는 20개의 혈청 검체 중 단 한 개만 투명한 상태를 유지했다. 그 때의 흥분을 레이버는 이렇게 적었다. '과학 연구 중 매우 드물게 짜릿한 흥분을 선사하는 '유레카'의 순간이었다.' 한 마리의 쐐기꼬리슴새에서 채취한 혈청이 인간 바이러스의 효소 활성을 억제했다는 것은 그 새가 과거에 인간 H2N2와 관련된 인플루엔자 바이러스에 감염된 적이 있다는 뜻이었다.

다음 단계는 쐐기꼬리슴새에서 바이러스 자체를 분리하는 것이었다. 초기 연구는 실망스러웠다. 수백 건의 인후 면봉을 검사했지만 바이러스는 없었다. 그레이트 배리어 리프로 돌아가 다시 시도

해보기로 했다. 1972년의 두 번째 원정에서는 200마리가 넘는 새의 인후 면봉 검체 중 딱 하나에서 인플루엔자 바이러스가 검출되었다.[28] 그 바이러스는 이전에 보고된 어떤 것과도 달랐다. 전혀 새로운 형태의 뉴라민산 가수분해효소를 갖고 있었던 것이다. A/Shearwater/Australia/1/72(H6N5)라고 명명된 이 바이러스는 겉보기에 건강한 새의 인후에서 발견되었으며, 건강한 오리, 닭, 칠면조에게 접종했을 때도 높은 수준으로 증식했지만 질병을 일으키지는 않았다.

그 사이에 나는 미국 테네시주 멤피스에 위치한 세인트주드 어린이연구병원St Jude Children's Research Hospital으로 자리를 옮겼다. 그때 정말 해보고 싶었던 일은 다른 대륙의 철새migratory waterfowl 집단, 예컨대 캐나다의 오리류 철새를 조사하는 것이었다.

현재는 물새의 인플루엔자 바이러스가 주로 위장관에서 증식하며, 물속에 배설한 분변을 통해 다른 새들에게 전파된다는 사실이 알려져 있다.[29] 당시 우리는 오래도록 반대쪽 끝을 뒤지고 있었다. 배설강은 빼놓고 인후에서만 검체를 채취했던 것이다. 1975년에 채취한 검체에서는 건강한 가는부리제비갈매기에서 8건, 건강한 슴새의 인후에서 1건의 인플루엔자 바이러스가 분리되었다. 동정 결과 슴새의 바이러스는 1961년 남아프리카공화국 해안에서 수많은 제비갈매기를 몰살시킨 H5N3 인플루엔자 바이러스와 관련이 있었다. 하지만 우리가 분리해낸 슴새 바이러스는 숙주는 물론 오리, 닭, 칠면조에게 투여해도 뚜렷한 질병을 일으키지 않았다.

이런 소견을 종합해 핵심적인 결론을 얻을 수 있었다. **무해한 버전의 인플루엔자 바이러스는 건강한 철새를 통해 먼 거리를 이동할 수 있지만, 어떤 변화를 거쳐 치명적인 버전으로 전환될 수 있다.** 그레이트 배리어 리프의 새들에서 분리된 인플루엔자 바이러스 중에서는 에이드리언 깁스Adrian Gibbs가 노스웨스트 섬에서 포획한 가는부리 제비갈매기의 70번째 배설강 면봉 검체에서 발견된 것이 가장 중요해 보였다. 혈청형은 H11N9으로 과거에 보고된 적이 없는 뉴라민산 가수분해효소를 갖고 있었다.

우리 연구의 궁극적인 목표는 인플루엔자의 치료법, 더 나아가 완치법을 찾는 것이었지만 그러려면 우선 바이러스의 기원에 대해 더 많은 것을 알아야 했다. 인플루엔자 바이러스와 그 구성요소의 구조를 정확히 안다면 예방하거나 완치하는 약물도 개발할 수 있을 것이었다. 당장의 목표는 바이러스가 숙주세포에서 분리되어 전신으로 퍼질 때 이용하는 뉴라민산 가수분해효소의 '활성 부위'가 어디인지 찾는 것이었다. 레이버는 스위스에서 사이클로트론을 이용해 X선으로 분자를 '폭격하는' 연구에 착수했다.

전통적으로 의학의 선구자라고 하면 현미경을 들여다보며 병원체를 발견한 과학자들을 떠올리지만, 분자는 너무 작아서 일반적인 광학 현미경으로는 볼 수 없다. 분자를 관찰하는 기법 중 하나는 가시광선보다 파장이 훨씬 짧은 X선을 쬐는 것이다. X선이 회절되는 양상을 보면 분자 구조를 알 수 있다. 이 방법을 쓰려면 먼저 X선이 통과할 수 있도록 검체를 결정 형태로 만들어야 한다. 보통 생물학적 검체를 화학적 용액(생리식염수 등) 속에 넣은 후, 결정이 형성되고 '자라나는' 데 유리한 조건을 만들어주는 방법을 쓴다. 복잡하게 들리지만 설탕물을 이용해 얼음과자를 만드는 과정과 비슷하다.

연구용 결정을 만드는 것은 까다롭고 섬세한 일이다. 그때 레이버는 분명 전 세계에서 결정 만드는 기술이 가장 뛰어난 사람이었을 것이다. 그는 가는부리제비갈매기에서 분리한 바이러스에서 N9 뉴라민산 가수분해효소만 따로 분리해 그 전까지 어디에도 존재한 적이 없을 완벽한 결정을 만들어냈다. 믿기 어렵겠지만 당시 동원된 기법 중 하나는 실험 재료를 나사NASA 우주왕복선에 실어 쏘아 올리는 것이었다. 우주 공간에서는 극미중력으로 인해 커다란 결정을 만들 수 있다. 유감스럽게도 1986년 1월 챌린저호 폭발사고 뒤로 이 방법을 쓸 수 없게 되었다. 레이버는 굴하지 않고 소련 과학자들에게 연락해 뉴라민산 가수분해효소 단백질을 미르Mir 우주정거장으로 보내달라고 설득했다. 미국 측 전략가들은 소련이 결정 형성 분야에서 엄청난 발전을 이룰지 모른다고 우려했지만, 어쨌든 계획은 진행되었다. 레이버는 판을 뒤흔들어 양측 전략가들이 골머리 앓는 모습을 보고는 매우 즐거워했다.

결과적으로는 기우였다. 결정은 지구에서 만든 것보다 기껏해야 아주 조금 클 뿐이었다. 과학자들은 보급 우주선이 대기권에 재진입해 카자흐스탄으로 추락하는 과정이 결정 형성에 도움이 되지 않았거나, 어쩌면 미르에서는 최고 품질의 결정이 형성되었다가 나중에 깨졌을지도 모른다고 추측했다. 어쨌든 이후 로봇공학이 발전해 결정 형성을 위한 최적 조건을 마련하면서 지금은 지구상에서도 고품질의 대형 결정을 만들 수 있다.

당시에도 인간 H2N2 뉴라민산 가수분해효소의 구조를 기반으로 리렌자Relenza라는 인플루엔자 치료제가 개발되어 있었다. 하지만 이 약은 기도로 흡입해야 했기 때문에 투여하기가 쉽지 않았다. 더 간편한 전달 시스템이 필요했다. 레이버는 가는부리제비갈매기에서 분리한 H11N9 바이러스의 뉴라민산 가수분해효소 결정을 캘리포니아 제약회사 길리어드 사이언시스Gilead Sciences에 제공해 정제 형태의 약물 개발을 도왔다. 이 약물이 바로 타미플루다. 타미플루는 현재 가장 널리 사용되는 인플루엔자 치료제로 원래 길리어드에서 개발했지만 나중에 로슈Roche에서 판매권을 사들였다. 레이버가 지적했듯 N2 뉴라민산 가수분해효소 결정을 이용해 만들 수도 있었지만, 깁스가 포획한 가는부리제비갈매기의 검체에서 커다랗고 완벽에 가까운 N9 결정을 얻을 수 있었으므로 이후 약물 개발 과정이 훨씬 쉬워졌다. 그날 우리의 해변 산책은 팬데믹 인플루엔자 바이러스의 기원에 단서를 제공했을 뿐 아니라, 중요한 신약의 개발에도 크게 기여한 셈이다.

4

캐나다 야생 오리

The search moves to wild ducks in Canada

그레이트 배리어 리프의 바닷새에서 인플루엔자 바이러스를 분리하는 데 성공한 후, 그레엄 레이버와 나는 인간 인플루엔자 바이러스와 연관된 바이러스들이 다른 지역의 다른 조류에서도 발견되는지 알아보기로 했다. 세계에서 가장 큰 원양 조류 집단은 페루와 칠레 해안의 구아노 제도에 있다. 오랜 세월 헤아릴 수 없이 많은 바닷새의 배설물이 축적되어 만들어진 구아노는 농업용 비료로 채굴되기도 했다. 그보다는 작지만 미국 플로리다 키스Florida Keys 서쪽 끝에서 약간 떨어진 드라이토투가스Dry Tortugas 군도에도 대규모 갈매기 종과 가는부리제비갈매기 집단이 서식한다. 1974년 우리는 그레이트 배리어 리프에서 갈고 닦은 기술을 이용해 드라이토투가스에 서식하는 조류를 연구했다. 그곳에서는 1,000건이 넘는 검체를 채취해 혈청학 및 바이러스학 연구를 수행할 수 있었다.

4년 뒤에는 구아노 제도로 향했다. WHO와 함께 이 연구를 후원한 페루 정부는 연구선을 파견해 인력과 물자를 수송해주었다. 둥지를 짓고 새끼를 기를 때 말고는 일생을 바다에서 보내는 이 거대한 조류 집단에서 우리는 수천 건에 이르는 혈청 검체, 인후부 면봉, 분변 검체를 채취했다. 실망스럽게도 두 차례의 연구는 모두 무위로 돌아갔다. 그 많은 검체 중 항체나 인플루엔자 바이러스가 검출된 것은 단 한 건도 없었다. 분명 모든 원양 조류 집단이 인플루엔자 바이러스에 감염된 것은 아니었다. 감염된 조류 집단을 발견하려면 적절한 시점에 적절한 장소를 찾아야 할 터였다. 접근 방법을 바꿔야 했다.

나는 뒷마당에 집중하기로 했다. 철새인 캐나다기러기Branta canadensis에서 조류독감 바이러스 항체를 발견했으며,[30] 캘리포니아의 야생 오리에서는 인플루엔자 바이러스 자체를 분리했다는 논문이 나왔던 것이다.[31] 멤피스는 철새들의 주요 이동 경로인 미시시피 플라이 웨이Mississippi Flyway 선상에 있다. 수많은 물새가 겨울을 나기 위해 그 경로를 따라 캐나다에서 남미로 날아간다. 멤피스야말로 이들을 연구하기에 기막히게 좋은 장소였다.

매년 수백만 마리에 이르는 야생 오리와 기러기가 남쪽을 향한다. 그리고 매년 일부가 사냥꾼들에게 잡힌다. 조류 집단을 모니터

링하는 캐나다 및 미국 야생동물 보호국은 다양한 지역의 사냥 허가 기간은 물론, 총으로 쏘아 잡을 수 있는 오리와 기러기의 숫자까지 지정한다. 대개 사냥은 일 년에 두 번 허용된다. 첫 번째는 11월 중순에서 하순 사이, 두 번째는 12월 초다.

사냥꾼들이 쏘아 잡은 물새에서 검체를 채취하는 일은 식은 죽 먹기였다. 죽은 오리의 털을 뽑고 손질하기란 성가신 일이다. 사냥꾼들은 대개 드레싱 스테이션dressing station이란 곳으로 가져가 돈을 내고 손질을 맡긴다. 아칸소주 웨스트 멤피스에는 미노우 버킷Minnow Bucket*이라는 드레싱 스테이션이 있었다. 주인의 허락을 받고 우리는 안쪽 방에 들어가 오리 사체를 손질하기 전에 검체를 채취했다. 매우 쾌활한 여성 둘이서 일하고 있었다. 야생 오리의 털을 뽑고 내장을 발라낸 후 기다란 고무 손가락이 달린 회전 드럼에 갖다 대면 솜털과 깃털이 모두 뽑혀 나왔다. 그 후 그들은 오리를 깨끗이 씻어 완벽하게 요리할 준비를 갖추고 멋지게 포장까지 해서 사냥꾼에게 돌려주었다. 깃털은 따로 모아 오리털 이불과 자켓 제조사에 돈을 받고 팔았다. 옆에서 그런 일이 벌어지는 사이에 우리는 죽은 오리의 인후를 부지런히 면봉으로 긁어내 아이스박스에 넣었다.

연구실로 돌아와 면봉을 담근 용액에서 소량을 덜어내 10일 된 달걀에 주사했다. 이 달걀을 이틀간 섭씨 35도에 두었다가 소량의 요

* '피라미 양동이'라는 뜻. 낚시할 때 미끼로 쓰는 피라미를 산 채로 가둬 그대로 보관하는 용도로 사용한다. — 옮긴이

막액을 채취해 닭의 적혈구 몇 방울을 떨어뜨려 보았다. 검체에 인플루엔자 바이러스가 있다면 적혈구 세포가 한데 뭉쳐 응집할 것이었다.

가장 먼저 채취한 검체 중에서 인플루엔자 바이러스가 발견되었다. 오리에서 분리되었으므로 A/Duck/Memphis/546/74(H11N9)라고 명명했다. 그레이트 배리어 리프의 조류에서 분리한 인플루엔자 바이러스처럼 이 바이러스 역시 어린 오리의 인후와 눈에 가했을 때 질병을 일으키지 않았다.[32]

처음으로 야생 오리 검체를 채취한 사냥철에 약 2%의 조류에서 다양한 아형의 인플루엔자 바이러스를 발견했다. 우리는 바이러스가 오리에서 유난히 높은 수준으로 증식하는지, 호흡기 외에 다른 곳에도 존재하는지 알고 싶었다. 감염된 오리의 모든 장기를 분리한 후, 각 장기의 바이러스 수준을 검사했다. 러시아 방문 과학자인 마이아 야크노Maya Yakhno가 맡은 이 간단한 연구에서 다시 유레카의 순간이 찾아왔다. 오리의 소화관에서 검사한 모든 부위에 바이러스가 존재했다. 바이러스 양이 가장 많은 검체는 다름 아닌 분변이었다. 야크노의 발견에 힘입어 결국 **물새에서 인플루엔자 바이러스는 호흡기 감염이 아니라 위장관 감염을 일으킨다**는 중요한 결론을 얻을 수 있었다.[33] 분변의 바이러스 수치는 그램당 최대 1억 개에 이르렀다. 틀림없이 바이러스는 오염된 물을 통해 새들 사이로 퍼질 것이었다. 그 말은 사냥꾼 역시 신발 밑바닥에 인플루엔자 바이러스를 묻혀 집으로 돌아갈 가능성이 매우 높다는 뜻이었다. 사냥꾼이 아니라 농부라면? 모르는 사이에 가금류에게 바이러스를 옮기는 일도 다반사로 일어날 것이었다. 야생 오리가 작은 연못을 오염시켜 그곳에서 물을 마시는 다른 동물들이 바이러스에 감염되는 시나리오도 충분히 생각할 수 있었다.

멤피스는 철새 이동 경로에서 상당히 남쪽이었다. 바이러스의 검출률이 낮은 이유는 무엇일까? 우리가 유행이 거의 끝날 무렵에 검체를 채취한 것은 아닐까? 어쩌면 야생 오리에서 인플루엔자 바이러스를 찾기에 가장 좋은 시간과 장소는 여름철 캐나다일지 몰랐다. 여름에 야생동물 보호국에서는 철새들이 남쪽으로 날아가기 전에 발에 밴드를 감아 표시를 한다. 캐나다 야생동물 보호국(Canadian Wildlife Service, 현재 캐나다 환경기후변화부[Environment And Climate Change Canada] 산하 기관)에 스무 통 정도 편지를 보내 내가 하려는 연구를 자세히 설명했다. 에드먼턴 지국의 브루스 터너Bruce Turner가 답장을 보냈다. 1976년 7월 새들의 다리에 밴드를 감는 팀에 합류해도 좋다는 것이었다. 나는 에드먼턴으로 날아갔다. 장비는 그레이트 배리어 리프 때와 똑같이 데이크론 인후부 면봉, 검체용 바이알, 혈청용 바이알, 검체를 냉동 보관하기 위해 액체 질소를 담은 듀어 플라스크 등이었다(그림 4-1).

터너의 밴딩 팀은 매우 친절한 젊은이들로 나를 따뜻하게 맞아주었다. 트럭마다 오리를 잡는 덫과 곡식 자루가 실려 있었다. 덫은 철사로 만든 커다란 우리 모양으로 새들이 헤엄쳐 들어올 수는 있

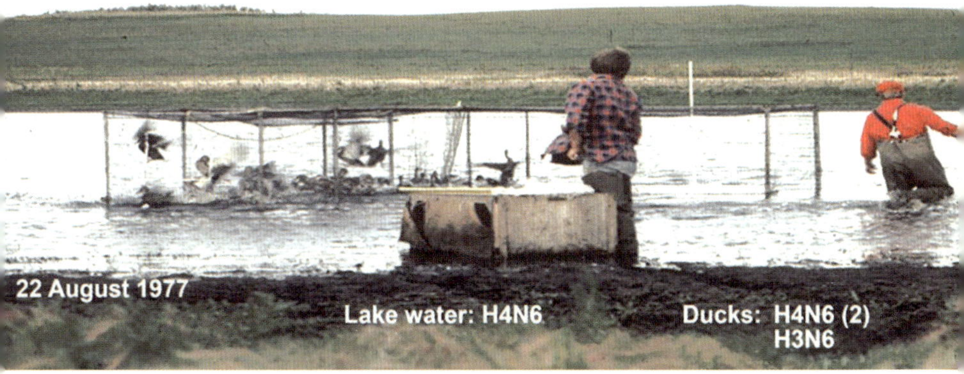

그림 4-1 앨버타주 버밀리언 근처 호수에 설치한 오리잡이용 덫. 빨간색 셔츠를 입은 사람이 캐나다 야생동물 보호국(현재 캐나다 환경기후변화부 산하 기관) 브루스 터너다. 사진 아래쪽에 오리와 호수 물에서 분리된 인플루엔자 바이러스 균주와 날짜(1977년 8월 22일)를 표시했다.

어도, 일단 들어오면 나갈 수 없게 되어 있었다. 앨버타주 남부 버밀리언Vermillion 인근 작은 호수들을 돌며 기슭에 폴리스티렌 블록을 띄운 후 그 위에 덫을 설치했다. 안쪽에는 미끼로 곡식을 흩뿌려 두었다. 덫 위는 마대로 덮어 포획된 오리가 햇빛에 지나치게 노출되지 않게 했다.

다음날 아침에 가 보니 덫마다 다섯 마리에서 열 마리 정도의 물새가 잡혀 있었다. 밴딩 팀은 청둥오리, 고방오리 등 조류종을 기록한 후, 다리에 고유 번호가 적힌 밴드를 감고 연령을 추정했다. 어린 오리는 상당히 빨리 자라기 때문에 성체가 되었는지 제대로 감별하려면 전문가가 필요했다. 아주 드물게 이미 밴드를 감은 채 붙잡힌 놈들도 있었다. 이때는 그 사실을 기록하고 두 번째 밴드를 감아주었다.

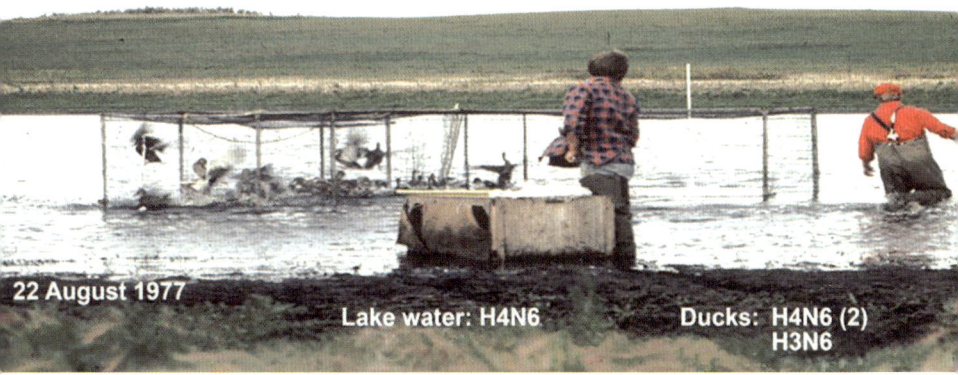

첫해에는 인후에서만 검체를 채취했지만 두 번째 해부터는 그레이트 배리어 리프에서처럼 인후와 배설강에서 면봉 검체를 채취하고, 따로 시맥에서 혈액을 채취했다. 나 때문에 밴딩 작업이 많이 늦어졌지만, 팀원들은 아주 참을성이 있었다. 때로는 매우 늦게까지 일을 해야 했는데도 불평하지 않았다.

오리들은 종에 관계없이 남쪽으로 먼 비행을 준비하느라 건강하고 통통하게 살이 올라 있었다. 터너와 팀원들은 이렇게 건강한 새들이 인플루엔자 바이러스를 지니고 있을 수도 있다는 데 매우 회의적이었다. 저녁 식사 자리에서 이 문제를 화제 삼아 자주 토론을 벌였다. 그들도 모두 생물학자인 데다 어지간해서는 식사를 뒤로 미루지 않았기 때문이다! 건강한 새의 항문을 면봉으로 쑤셔대는 괴짜 교수에게 한마디 하고 싶지만 꾹 참고 있다는 느낌이 강하게 전해졌다.

멤피스 연구실로 돌아와 검체들을 분석한 결과는 놀라웠다. 그해 부화해 성체가 되기 전인 새의 18.5%, 성체의 5%가 인플루엔자 바이러스를 배출하고 있었다. 한 가지 균주가 우세하기는 했지만, 다양한 아형이 조금씩 분리되었다.[34] 그 결과를 터너와 팀원들에게 보내면서 이제 나를 괴짜로 생각하지 않기를 바랐다(그림 4-2).

캐나다 야생 오리의 검체 채취 작업을 거의 40년째 계속하고 있지만, 모든 결과를 과학 저널에 발표하거나 추적한 것은 아니다. 한 번은 검체를 채취하면서 연못에 사는 물고기도 오리에게서 인플루엔자 바이러스에 전염되는지, 또는 검출 가능한 수준으로 바이러

아형	N1	N2	N3	N4	N5	N6	N7	N8	N9	합계
H1	145	15	7	0	3	5	0	2	1	178
H2	1	1	28	4	2	0	0	0	5	41
H3	34	23	4	3	10	94	0	1038	6	1215
H4	5	46	6	8	9	673	0	50	4	801
H5	0	6	1	0	1	0	0	0	0	8
H6	7	718	5	13	167	167	0	110	4	1191
H7	3	1	32	0	0	0	0	6	2	44
H8	0	0	0	15	0	0	0	0	0	15
H9	6	5	0	0	3	1	0	0	0	15
H10	3	0	1	1	1	4	52	1	0	63
H11	0	1	1	1	2	2	0	1	31	39
H12	2	0	0	1	22	0	0	1	0	26
H13	0	0	0	0	0	0	0	0	0	0
H14	0	0	0	0	0	0	0	0	0	0
H15	0	0	0	0	0	0	0	0	0	0
H16	0	0	0	0	0	0	0	0	0	0
합계	206	816	85	46	220	946	52	1209	56	3636

모든 균주가 저병원성이었음.
표 제공: 세인트주드 어린이연구병원 스콧 크라우스(Scott Krauss)

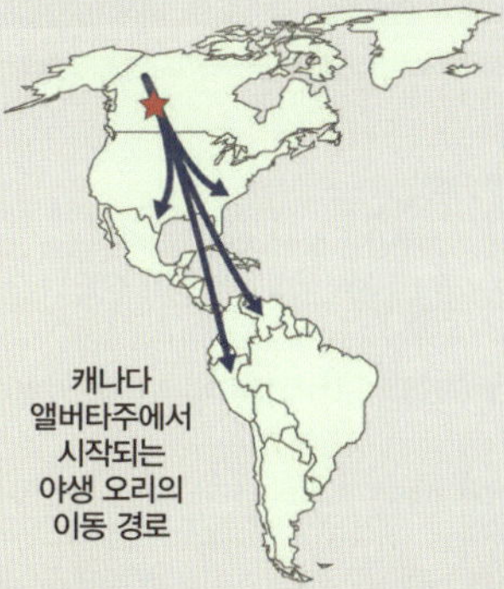

캐나다
앨버타주에서
시작되는
야생 오리의
이동 경로

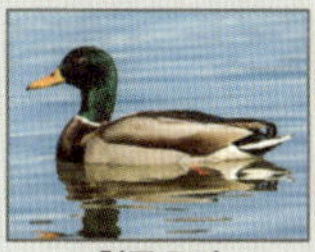

청둥오리

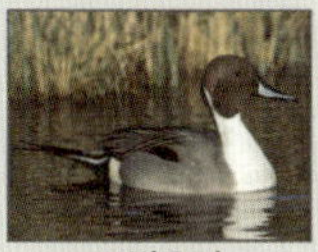

고방오리

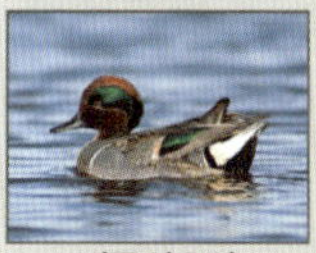

미국쇠오리

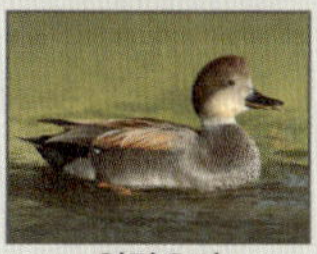

알락오리

그림 4-2 캐나다 앨버타주의 야생 오리 인플루엔자 바이러스 검사 결과(1976~2016) 적혈구 응집소와 뉴라민산 가수분해효소의 조합이 다양한 것을 알 수 있다. 우세한 바이러스는 해마다 달라지지만, 대체로 H1N1, H3N8, H4N6, H6N2, H6N5, H6N6가 가장 자주 분리된다. 인간 H1N1, H3N2에 해당하는 바이러스도 분리되었지만, H2N2는 단 한 번 분리되었을 뿐이다. 철새인 이 오리들에서 H13, H14, H15, H16은 분리되지 않았다. 검체를 채취한 오리종은 청둥오리, 고방오리, 알락오리, 쇠오리 등으로 다양했으며, 우세종 인플루엔자 바이러스는 모든 오리종에서 분리되었다. 대부분의 오리종은 미국 남부로 날아가 겨울을 나지만, 쇠오리는 남미 북부까지 날아간다.

스를 지니고 있는지 알아보려고 시도하기도 했다. 캐나다에서 검체를 채취한 두 번째 해인 1977년, 가족을 태우고 멤피스에서 앨버타까지 차를 몰았다. 검체 채취 장비는 그대로였지만 물고기를 잡기 위해 당시 북미의 대표적인 백화점이었던 시어즈 로벅Sears Roebuck에서 특별 제작한 자망刺網* 을 가져갔다.

첫 번째 검체 채취 장소에서 맞은 첫날 아침, 차에서 자망을 꺼내 터너에게 어디다 그물을 쳐야 할지 물었다. 터너는 뉴펀들랜드 출신답게 어지간한 일에는 눈도 꿈쩍하지 않는 사람이었다. 하지만 그때는 얼굴이 붉으락푸르락 달아올라 그물을 놓아둘 장소를 정확히 일러주었다. 바로 내 차 안이었다. 나는 자망이 캐나다에서 불법이라는 사실도, 야생동물 보호국 직원이 그걸 갖고 있는 모습이 눈에 띄면 큰 문제가 될 수 있다는 것도 전혀 몰랐다. 그 여행에서 물고기 검체를 채취하지 못한 것은 당연하다.

그날 밤 우리 막내 제임스가 모두를 놀라게 했다. 멤피스의 잡화점에서 구입한 10센트짜리 흰색 털 미끼로 커다란 강꼬치고기Esox Lucius를 낚아 올렸던 것이다. 입질이 없어 애를 태우던 현지 낚시꾼들이 제임스의 미끼를 보려고 몰려들었다. 우리는 빨리 요리해 맛보고 싶은 생각에 그만 검체를 채취해야 한다는 것조차 잊고 말았다. 그 뒤로 40년간 캐나다 야생동물 보호국 직원들과 인플루엔자 협력연구를 하면서도 나는 아직 물고기에서 과학적 검체를 채취해본 적이 없다.

* 물 속에 수직으로 치는 그물 — 옮긴이

연구 여행이 끝나자 아내 마조리Marjorie가 가족을 차에 태우고 운전해 액체 질소 용기 속에 담긴 검체를 멤피스로 가져갔다. 나는 항공편으로 호주에 가서 레이버를 만나야 했다. 그날 아침 남쪽으로 달리는데 아이들이 왜 경찰차가 경광등을 번쩍이며 우리 차를 쫓아오느냐고 물었다. 처음에 마조리는 검체 수입 허가증을 걱정했다. 그런 것이 있을 리 없었다. 아내는 불안한 마음으로 차를 세웠다. 경찰관은 테네시주 번호판을 단 차가 시속 80마일로 달리고 있어서 세웠다며, 다음날 열릴 엘비스 프레슬리의 장례식에 참석하기 위해 급히 돌아가는 것이냐고 물었다. 그리고 아주 정중한 태도로 속도를 줄이라고 요청했다. 당시만 해도 미국 고속도로의 제한속도는 시속 55마일이었던 것이다!

풀리지 않은 또 다른 의문이 있었다. 인플루엔자 바이러스는 얼어붙은 호수에서 겨울을 나고 이듬해 봄에 다시 돌아온 오리들을 재감염시킬까? 1978년 한겨울에 터너와 팀원들은 얼음에 구멍을 뚫고 호수의 물을 채취했다. 우리는 수십 개의 호수 물 검체에서 인플루엔자 바이러스를 분리하는 데 한 번도 성공한 적이 없지만, 다른 연구들에 따르면 실험실 환경에서 이 바이러스들은 저온에서 수개월간 생존했다. 나중에 공동 연구에서 캐나다의 동료는 봄에 번식지로 돌아온 오리의 배설강과 인후 면봉 검체를 채취했다. 건강한 오리 중 약 0.2%가 다양한 아형의 인플루엔자 바이러스를 '흘리고' 있었다. 결국 인플루엔자 바이러스는 비록 낮은 수준이지만 겨울 내내 오리 무리 속에 남아 있을 가능성이 있다. 그렇다고 해서 얼음이 녹은 호수의 물을 통해 바이러스가 전파될 가능성을 완전히 배제할 수는 없다.

초기의 회의적인 반응은 점차 수용 쪽으로 바뀌었다. 캐나다 오리에 관한 우리의 선구적인 연구는 여러 측면에서 물새의 인플루엔자 바이러스에 대한 전 세계적 관심을 불러일으켰고, 이제는 널리 인정되는 생태학적 원칙들을 확립하는 데 기여했다. 가장 중요한 사실은 야생 물새가 인플루엔자 바이러스의 주요 보유숙주이며, 이 바이러스들이 진화해 인간의 인플루엔자 팬데믹을 일으킨다는 점이다. 여기에 관한 연구는 현재까지 계속되고 있다. 1975년 WHO는 세인트주드 어린이연구병원을 인간-동물 접점에서 인플루엔자 바이러스의 생태학에 관한 협력 연구기관으로 초청했다. 우리 병원은 아직까지 그 역할을 수행하고 있다.

5
델라웨어 만:
딱 맞는 시간, 딱 맞는 장소

Delaware Bay:
The right place at the right time

인플루엔자 바이러스의 생태학에서 가장 중요한 자연 현상은 매년 5월 뉴저지주 델라웨어 만에서 발생한다. 5월의 첫 보름달이 뜨면 헤아릴 수 없이 많은 투구게가 해변으로 올라와 짝짓기를 하고 모래 속에 알을 낳는다. 바로 그때, 남미에서 쉬지 않고 날아온 수만 마리의 도요물떼새(붉은가슴도요와 꼬까도요)가 그곳에 도착한다. 이렇듯 시기가 일치하는 것은 우연이 아니다. 철새들은 투구게의 알을 노리고 정확히 때를 맞춘 것이다. 영양 덩어리인 알을 먹고 새들은 체중을 30%까지 늘려 다음 비행을 준비한다. 그리고 최종 목적지인 캐나다 북쪽 처칠 만까지 날아가 짝짓기를 하고 알을 낳는다. 델라웨어 만에 도착한 도요물떼새는 영양만 보충하고 떠나는 것이 아니다. 해변에 인플루엔자 바이러스를 남기기도 한다. 바이러스는 역시 투구게 알을 노리고 달려든 섭금류涉禽類*와 지역 텃새인 갈매기에게 전달된다.[35] 이 놀라운 일련의 사건에서 투구게는 '핵심종' 역할을 한다.[36]

투구게Limulus polyphemus는 매우 오래된 생물로 공룡보다도 먼저 진화했다. 깊은 바다와 얕은 만 바닥에 살면서 벌레와 다른 무척추동물들을 잡아먹는다. 메인주에서 멕시코에 이르기까지 북아메리카 동부 해안의 해변에 널리 분포하지만, 군집 밀도가 가장 높은 곳은 델라웨어 만이다.

5월의 첫 보름달이 뜨면 수컷 투구게들이 해변에 모습을 드러낸다. 얼마 안 있어 수컷의 두 배나 큰 암컷들도 도착한다. 수컷은 짝을 골라 팔 모양의 특수 기관으로 찰싹 달라붙는다. 암컷이 젖은 모래에 구멍을 파고 알을 낳으면, 암컷에게 달라붙은 수컷은 물론 다른 수컷들까지 그 위에 정자를 뿌려 알을 수정시킨다. 암컷 한 마리가 많으면 다섯 개의 알 둥지를 틀어 도합 8만 개의 알을 낳는다.

1980년대에는 델라웨어 만의 해안이 온통 투구게로 뒤덮였다. 모래에서 씻겨 나간 녹색 투구게 알이 층을 이루어 해안의 수위선을 가늠할 정도였다. 이 알은 브라질 남쪽 라고아 드 페이시 국립공원Lagoa de Peixe National Park에서 나흘간 4828킬로미터를 쉬지 않고 날아온 도요물떼새들에게 더 없이 귀중한 에너지원이다. 5월의 델라웨어 만에서는 최대 25종에 이르는 바닷새가 모여들어 투구게

* 학·백로 등의 새 —옮긴이

알로 축제를 벌인다.[37] 붉은가슴도요Calidris canutus와 꼬까도요 Arenaria interpres 외에 가장 많은 종은 세가락도요Calidris alba, 아메리카도요Calidris pusilla, 그리고 큰검은등갈매기Larus marinus, 재갈매기 Larus argentatus, 웃는갈매기Leucophaeus atricilla 등 세 종의 갈매기다. 가장 놀라운 것은 붉은가슴도요다. 녀석들은 남아메리카 최남단인 티에라 델 푸에고Tierra del Fuego 제도를 출발해 중간에 단 두 번만 쉬고 델라웨어 만에 도착한다(그림 5-1). 장거리 비행을 준비하기 위해 새들은 몸무게의 14배에 달하는 홍합 유생幼生을 먹어 치워 몸속에 지방을 저장한다. 이때 새의 몸에는 엄청난 생리적 변화가 일어나 비행에 필요하지 않은 장기(간, 다리 근육, 위장관)가 쪼그라들고 그 자리를 온통 지방이 차지한다. 이런 신체적 변화 때문에 새는 최종 목적지에 도달할 때까지 고형식을 먹을 수 없다. 델라웨어 만에서 섭취하는 젤리 모양의 투구게 알이야말로 하늘이 내린 선물인 것이다.

하지만 도요물떼새 중 인간의 관점에서 볼 때 가장 흥미로운 종은 꼬까도요다. 이 녀석들은 대서양에 면한 미국 동해안과 남미 북쪽 해안에서 출발해 대이동의 마지막 구간을 붉은가슴도요 무리와 함께 한다. 두 조류종은 캐나다 북극권의 번식지로 가는 동안 내내 먹이를 두고 경쟁한다.

아메리카 대륙의 바닷새에서 인플루엔자 바이러스를 검출하려는 두 번의 시도가 무산된 뒤(페루 구아노 제도와 플로리다 드라이토투가스 군도), 우리 세인트주드 연구팀은 딱 맞는 시간과 장소에서 재

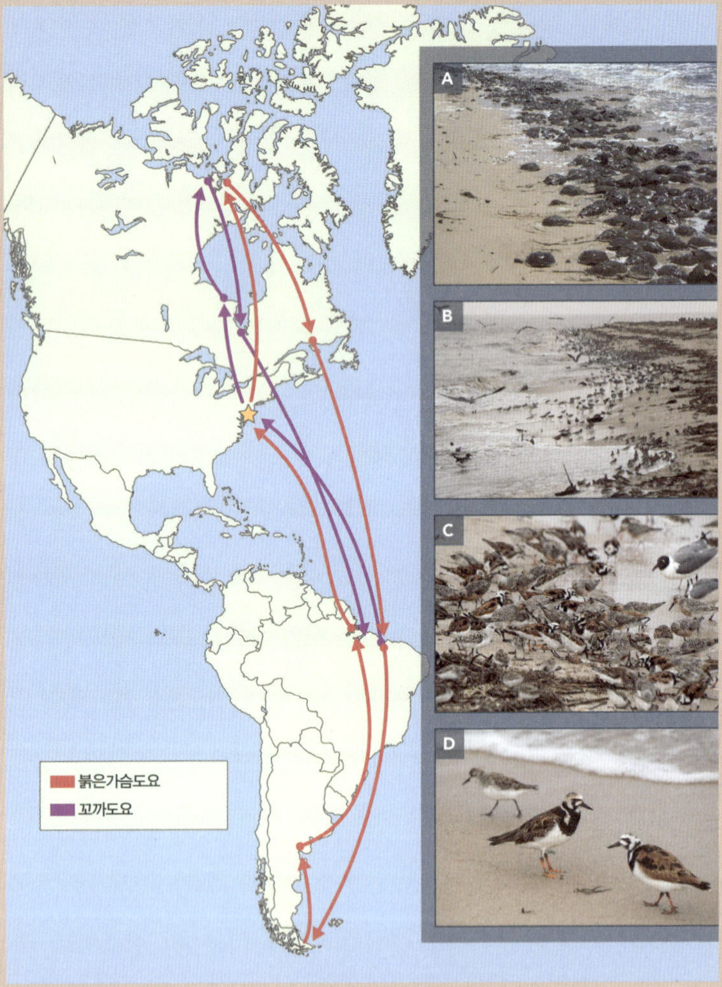

그림 5-1 붉은가슴도요와 꼬까도요의 이동 경로. 붉은가슴도요는 남미 최남단 티에라 델 푸에고에서 단 세 번의 비행으로 델라웨어 만에 도착해 원기를 보충한 후 캐나다 북부의 번식지로 향한다. 꼬까도요는 남미의 북쪽 해안에서 합류해 함께 이동한다. 일부 꼬까도요는 해안선을 따라 델라웨어 만에 이른다. 5월의 첫 보름달이 뜨면 투구게들이 델라웨어 만(황금색 별) 해변으로 올라와 모래 속에 알을 낳는다(A). 텃새인 갈매기와 기타 도요물떼새(B)가 장거리 비행 끝에 투구게 알로 에너지를 재충전하는 붉은가슴도요 및 꼬까도요(C, D)에 합류한다. 관심 대상인 꼬까도요는 사진 D에 따로 클로즈업했다. 사진 C는 붉은가슴도요와 꼬까도요가 섞여 있는 모습이다. 꼬까도요의 발에 감은 밴드는 연례 개체수 집계 및 검체 채취 시 감아준 것이다(D).
사진 제공: Jere Parobek, St Jude Children's Reasearch Hospital.

시도할 기회를 엿보고 있었다. 1983년 한 학회에서 래리 그레이브스Larry Graves가 1977~79년에 볼티모어 쓰레기 매립지의 갈매기에서 몇 종의 인플루엔자 바이러스를 발견했다고 보고한 데서 첫 번째 단서를 얻었다. 그 논문은 여러 해가 지난 뒤에 발표되었다.[38] 다음 단서는 영국의 조류학자인 윌리엄 슬레이던William Slayden이 5월 델라웨어 만에서 도요물떼새의 이동에 주목해 그때 검체를 채취해 보라고 제안한 것이었다.

1985년 5월 우리 팀 단독으로 델라웨어 만을 처음 방문했다. 어디서 새들을 찾을 수 있는지도 몰랐다. 결국 리즈 비치Reeds Beach에서 새떼를 발견했다. 놀라운 광경이었다. 해변은 뒤집힌 투구게 껍질로 온통 뒤덮여 있고, 새들이 발 디딜 틈도 없이 내려앉아 투구게 알을 찾아 모래를 파헤치며 미친듯이 다투고 있었다. 새들이 떠나면 어디선가 더 많은 새가 날아왔다. 대부분 붉은가슴도요와 꼬까도요였다. 신선한 분변 검체를 채취하는 것은 식은 죽 먹기였다. 해안선을 따라 새들을 쫓아가며 똥을 눌 때마다 얼른 달려가 데이크론 면봉으로 떠서 바이알에 담았다. 바이알 속에는 50% 글리세롤과 세균 증식을 억제하는 항생제가 들어 있었다. 검체가 담긴 바이알은 즉시 얼음 덩어리가 들어 있는 아이스박스에 넣었다. 사흘간 열심히 검체를 채취한 후 항공편으로 멤피스 연구실에 보냈다.

연구실에서는 각 검체에 다시 여러 가지 항생제를 가한 후 소량을 취해 10일 된 닭 배아 요막낭에 주입했다. 섭씨 35도에서 이틀간 배양하는 과정이 미처 끝나기도 전에 처음 처리한 달걀에서 이미 닭의 적혈구가 응집된 검체가 쏟아져 나왔다. 인플루엔자 또는 파라인플루엔자 바이러스가 존재한다는 뜻이었다. (파라인플루엔자 바이러스 역시 야생 조류에 존재하며 닭을 감염시키고 죽일 수 있다.) 검체의 약 20%가 인플루엔자 바이러스 양성 반응을 나타냈다.[39] 모두 흥분에 들떠 어쩔 줄 몰랐다. 이후 2년간 우리는 당시 알려진 12가지 적혈구 응집소(H) 중 10가지 인플루엔자 바이러스 아형을 분리해냈다. 1918년 스페인 독감 팬데믹을 일으킨 바이러스와 관련된 H1N1 아형과 1968년 홍콩 독감 팬데믹을 일으킨 H3N2 아형도 있었다. H7N3 아형도 발견했는데, 이 바이러스는 닭과 칠면조에게 치명적인 인플루엔자를 일으키는 형태로 진화할 수 있다.

그야말로 인플루엔자 바이러스의 금맥을 발견한 셈이었다. 그 뒤로 우리는 매년 그 금광을 캐고 있다. 대부분의 바이러스는 꼬까도요에서 분리되었다. 3년간 매달 지역 텃새인 갈매기류와 세가락도요, 제비갈매기, 기타 도요물떼새에서 채취한 검체에서는 5월과 6월에 인플루엔자 바이러스가 높은 수준으로 검출되고, 9월과 10월에는 낮은 수준을 기록했다. 나머지 여덟 달은 바이러스를 검출할 수 없었다. 9월과 10월의 소규모 유행은 붉은가슴도요와 꼬까도요가 원래 서식지로 돌아가는 길에 이따금 그곳에 들른 데서 비롯되었을 것이다. 다른 달에 인플루엔자 바이러스가 아예 검출되지 않는다는 데서 왜 물새에서 한 번만 검체를 채취해서는 대부분 바이러스 분리에 실패하는지 알 수 있었다. 그야말로 딱 맞는 때, 딱 맞는 장소에 있어야 성공할 수 있는 것이다.

우리가 알아낸 사실을 발표하자 유럽, 아시아, 호주의 인플루엔자 바이러스학자들이 자기 나라에서 동일한 조류종의 검체를 채취하기 시작했다. 그들도 인플루엔자 바이러스를 발견했지만, 발견 빈도는 우리가 델라웨어 만에서 5월과 6월에 기록한 것에 비할 바가 아니었다. 다른 지역 동료 학자 중에는 우리가 발표한 결과를 믿을 수 없다며 심지어 몰래 델라웨어 만으로 와서 직접 검체를 채취하는 사람들도 있었다. 모두 우리의 결과가 옳다는 것을 확인했다.

분명 델라웨어 만은 붉은가슴도요와 기타 도요물떼새 이동 중 인플루엔자 바이러스의 핫스팟이지만,[40] 아직 그 이유는 밝혀지지 않았다. 다만 철새들이 오랜 비행으로 스트레스를 받아 감염에 취약해지는 것이 아닌지 추측할 뿐이다. 미국 해안 지방에서 날아온 꼬까도요에서는 인플루엔자 바이러스 항체가 전혀 검출되지 않는다. 어쨌든 새들이 다른 종과 뒤섞여 거대한 집단을 이룬다는 것은 인플루엔자 바이러스가 퍼지기에 더할 나위 없는 조건이다. 하지만 바이러스의 근원은 어디일까? 한 가지 가설은 무엇이든 게걸스럽게 먹어 치우는 꼬까도요가 남미 북부 해안 마을에서 다른 동물이나 조류, 심지어 인간의 배설물을 통해 바이러스에 감염된다는 것이다.[41] 하지만 아무도 확신할 수는 없다. 아직 해결되지 않은 거대한 수수께끼가 남아 있는 것이다.

오랜 세월 연구를 계속하는 동안 많은 자원봉사자가 델라웨어 만에서 검체 채취를 도왔다. 그중에는 연구자들의 손주들도 있었다. 당시 세 살이었던 내 손녀도 손가락으로 여기저기를 가리키면서 큰 도움을 주었다. '저기요, 할아버지, 새똥이에요!' 델라웨어 만에서 인플루엔자 감시 활동을 찍어 다큐멘터리를 제작한 내셔널지오그래픽 팀도 빼놓을 수 없다. 현장을 방문한 고참 분자생물학자들은 남미에서 수천 킬로미터를 날아올 정도로 건강하고 늠름한 새들이 인플루엔자 바이러스를 몸에 지니고 있다는 데 놀라움을 금치 못했다.

연구가 30년 넘게 이어지면서 우리는 엄청난 바이러스 표본을 구축했다. 현재 자연 상태의 물새에서 분리된 A형 인플루엔자 바이러스 아형은 모두 16가지다. 그중 15가지가 오리류와 도요물떼새류에서 공통적으로 발견되었다. H15는 아직 아메리카 대륙에서 발견되지 않았지만, 유라시아 물새에서 발견되었다.

서로 다른 아형은 우세 주기가 다르다. 한 아형이 어떤 지역에서 일 년간 우세했다가 이듬해에는 다른 아형이 우세해지는 식이다. 1990년대 후반 우리는 오리와 도요물떼새에서 분리한 바이러스들을 근거로 A형 인플루엔자 바이러스의 생태학에 대해 다음 원칙들을 제시할 수 있었다.

- 자연계에서 인간과 다른 동물종에서 발견되는 A형 인플루엔자 바이러스의 보유숙주는 대부분 야생 물새다(그림 5-2). 하지만 최근 박쥐에서 두 가지 아형이 발견되었으므로, 바이러스 보유숙주를 발견하기 위한 노력을 계속해야 한다.
- 바이러스는 주로 물새의 위장관에서 증식한다.

• 바이러스는 물새에서 뚜렷한 질병의 증상을 나타내지 않으므로 '저병원성'으로 간주한다.
• 이 바이러스들은 지역적으로 유라시아 계통과 아메리칸 계통으로 나눌 수 있다.

아형	N1	N2	N3	N4	N5	N6	N7	N8	N9	합계
H1	30	5	10	8	2	1	3	7	39	105
H2	10	0	3	2	0	0	6	3	3	27
H3	5	44	4	7	3	34	1	72	0	170
H4	0	0	0	0	0	52	0	1	9	62
H5	5	7	4	8	0	0	2	7	4	37
H6	11	15	1	15	2	0	0	31	1	76
H7	3	2	74	5	2	0	8	2	1	97
H8	0	0	0	3	0	0	0	0	0	3
H9	5	26	0	9	21	2	5	5	22	95
H10	14	15	0	13	29	2	109	16	8	206
H11	12	47	4	19	0	1	10	6	68	167
H12	2	3	8	55	59	0	14	2	3	146
H13	1	20	2	1	0	29	1	0	3	57
H14	0	0	0	0	0	0	0	0	0	0
H15	0	0	0	0	0	0	0	0	0	0
H16	0	1	14	0	0	4	0	0	0	19
합계	98	185	124	145	118	125	159	152	161	1267

모두 저병원성

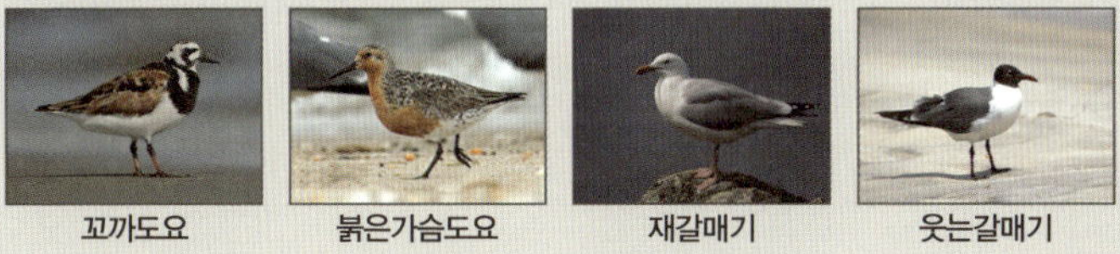

그림 5-2 델라웨어 만의 도요물떼새와 갈매기에서 인플루엔자 바이러스를 조사한 결과(1985~2016). 철새 오리류와 마찬가지로 매년 우세 바이러스가 달라졌다. 인간 H1N1 및 H3N2에 해당하는 바이러스를 비롯해 다양한 항원 조합이 분리되었으나, H2N2는 검출되지 않았다. H7N3 바이러스가 상당히 자주 발견되었고, 이 바이러스의 변종이 칠레와 멕시코에서 가금류를 몰살시킨 균주라는 데 주목할 필요가 있다. H14나 H15 바이러스는 분리되지 않았지만, 앨버타주의 야생 오리에서는 검출되지 않았던 H13과 H16 바이러스가 도요물떼새와 갈매기에서 검출되었다.
표 제공: 스콧 크라우스(Scott Krauss), 세인트주드 어린이연구병원

- H5와 H7 등 두 가지 아형은 농장에서 기르는 닭과 칠면조에게 전파되면 고병원성을 띨 수 있다는 점에서 독특하다.
- 지금까지 인간에서 인플루엔자 팬데믹을 일으킨 것은 H1, H2, H3 등 세 가지 아형뿐이다.

이런 결론 중 일부는 오래도록 상당한 회의론에 부딪혔다. 특히 인간 팬데믹이 물새에서 기원한다는 생각이 쉽게 받아들여지지 않았다. 하지만 1997년 홍콩에서 소위 '조류독감'이라고 불린 H5N1 바이러스가 출현한 뒤로 사정이 달라졌다. 이후 '원 월드 원 헬스one world, one health' 개념이 널리 인정되었다. 인간이 아닌 동물 보유숙주에게 중한 병을 일으키지 않는 바이러스(인플루엔자, 지카, 사스 등)가 인간을 비롯한 다른 동물에게 전파되면 치명적일 수 있다는 이론이다(그림 5-3).

투구게는 워낙 개체수가 많아서 인간은 20세기 중반부터 그 쓰임새를 궁리했다. 먹을 수 있는 조직이 거의 없어 처음에는 주로 갈아서 농업용 비료나 닭 모이로 썼다. 잘게 자르면 강한 냄새를 풍기기 때문에 소라고둥이나 뱀장어 낚시꾼들이 미끼로 사용하기도 했다.

투구게는 시각을 이해하는 데도 크게 기여했다. 핼던 케퍼 하틀라인Haldan Keffer Hartline은 투구게의 거대한 시신경을 이용해 눈에 존재하는 시각 수용체들의 기능을 밝혔다. 그는 시각 기전을 규명한 공로로 1967년 랑나르 그라니트Ragnar Granit, 조지 월드George Wald와 함께 노벨 생리의학상을 수상했다.

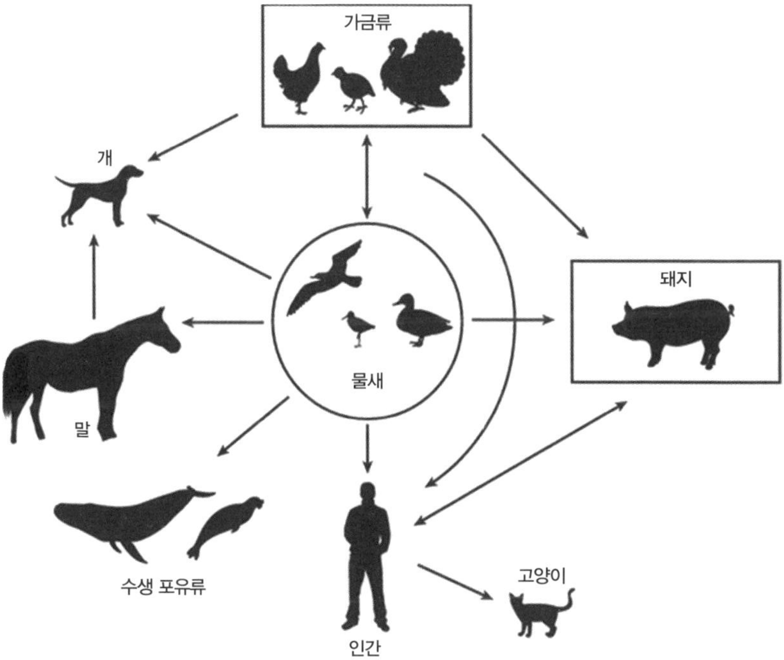

그림 5-3 A형 인플루엔자 바이러스의 전파를 보여주는 그림. 자연계에서 보유숙주는 야생 물새다(가운데 원). 바이러스는 다양한 중간숙주를 통해 인간을 비롯한 포유류에게 전파된다. 검은색 실선은 잠재적 중간 전파를 나타낸다. 네모 상자는 중간숙주가 될 수 있는 동물을 나타내는데, 이들이야말로 팬데믹을 일으킬 수 있는 인수공통 바이러스가 출현하는 데 관여할 가능성이 가장 높다. (인플루엔자 바이러스는 박쥐에서도 분리되었지만, 박쥐가 종간 전파에 어떤 역할을 하는지는 아직 분명치 않다.)

투구게의 혈액에서는 탁한 물속에 살면서도 감염병에 걸리지 않게 보호해주는 성분이 발견되었다. 투구게 혈구 용해물limulus amebocyte lysate, LAL이라고 불리는 이 성분은 임상적으로 세균 내독소(세균이 생산하는 독소로 인간에게 질병 증상을 일으킨다) 오염을 검사하는 데 쓰인다. 미국 식품의약국FDA에서는 모든 기구, 약물, 백신(인플루엔자 백신 포함)의 생물학적 오염 여부를 판정하는 데 이

원 월드 원 헬스ONE WORLD, ONE HEALTH

원 월드 원 헬스 개념은 인간과 동물(가축과 야생동물)의 건강이 생태계와 밀접하게 관련된다는 사실을 인식하면서 대두되었다. 알려진 인간 질병의 60%가 가축이나 야생동물(조류 포함)에서 기원한다. 이 개념을 생생하게 보여주는 질병이 바로 인플루엔자다.

1980년 이전에는 인플루엔자 바이러스를 숙주에 따라 인간 인플루엔자, 돼지 인플루엔자, 말 인플루엔자, 조류 인플루엔자 등 네 가지로 구분했다. 하지만 다른 종에서 분리된 인플루엔자 바이러스들이 서로 밀접하게 연관되어 있다는 사실을 깨닫고 1980년에 단일 명명체계가 개발되었다.

검사를 필수로 요구하며, 유럽과 일본에서도 널리 사용된다. 제약회사에서는 LAL 시약을 만들기 위해 매년 25만 마리의 투구게를 포획해 혈액을 채취한다. 그 뒤에는 다시 델라웨어 만으로 돌려보내지만, 그 과정에서 15~30%는 죽고 만다.[42]

당연한 일이지만 이처럼 인간이 손을 대면서 투구게의 개체수는 크게 감소했다. 투구게를 갈아 비료로 쓰는 관행은 값싼 인공비료가 개발되면서 중단되었지만, 소라고둥과 뱀장어 어업에 사용되는 양은 오히려 늘었다. 1990년대 들어 투구게의 개체수가 10분의 1 미만으로 떨어지자 도요물떼새에게도 재앙이 닥쳤다. 붉은가슴도요와 꼬까도요 개체수가 각각 86%, 75%씩 줄어든 것이다. 많은 새들이 극지방까지 날아가는 데 필요한 최소한의 몸무게를 유지하지 못해 중간에 죽었기 때문이다. 2006년 붉은가슴도요 개체수는

1980년 수준에서 다시 86%가 줄었다.

미국연안학회American Littoral Society와 대서양주 해양어류위원회Atlantic States Marine Fish Commission의 연안 보전 및 자원 관리 노력에 힘입어 이제 매년 5월 1일부터 6월 7일까지는 투구게 포획이 금지된다. 각 주는 포획량 상한선을 15만 마리로 정하고, 소라고둥 어민들에게는 미끼백 등 미끼 절감 기구를 의무화해 투구게 사용을 줄였다. 5월 하순에는 아예 해변 접근을 금지하기도 했다.

투구게는 일단 뒤집혀 등이 땅에 닿으면 다시 똑바로 몸을 뒤집기가 매우 힘들다. 우리가 처음 방문했을 때 해변에 죽은 게 껍질이 그토록 많았던 이유다. 우리 동료와 가족들은 게가 다시 바다로 돌아갈 수 있도록 똑바로 뒤집어 주는 데 대부분의 시간을 보냈다. 이런 구조 노력 또한 중요하다.

붉은가슴도요 개체수는 안정화되었고 이제는 조금씩 늘고 있지만, 꼬까도요 개체수는 여전히 낮은 수준이다. 인플루엔자 바이러스의 발견 빈도와 다양성은 도요물떼새 개체수가 줄어도 변치 않았지만, 검체를 채취하기는 더 어려워졌다. 인플루엔자 바이러스학자들은 자연 보전 단체들과 협조해 철새를 보호하기 위해 노력한다. 해변에서 분변 검체를 채취할 때도 먹이 활동을 방해하지 않으려고 애쓰며, 다른 검체는 개체군 연구 목적으로 야생동물 전문가들이 새를 일시적으로 포획해 밴드를 감을 때 채취하려고 한다.

6
종간 전파를 입증하다

Proving interspecies transmission

1960년대에 나는 인플루엔자 바이러스 표본을 보관하고 있는 연구자들에게 연락하기 시작했다. 1957년 전 세계적으로 150만 명 이상을 죽음으로 몰고 간 H2N2 인플루엔자 바이러스, 속칭 아시아 독감이 기존에 발견된 바이러스와 관련이 있는지 알아보고 싶었다. 인간은 물론 조류, 돼지, 말에서 분리된 인플루엔자 바이러스 표본을 가장 많이 갖고 있는 곳은 런던 밀힐 지역에 있는 영국 국립의학연구소National Institute of Medical Research 내 헬리오 페레이라Helio Pereira의 연구실이었다.

당시 페레이라는 인플루엔자 협력 연구에 참여한 WHO 산하 연구기관 중 하나인 세계인플루엔자센터를 이끌고 있었다. 그도 나처럼 인간 인플루엔자 팬데믹의 기원으로 동물 보유숙주 가설을 강력히 지지했다. 그는 최근 분리된 아시아 H2N2 인플루엔자 바이러스와 그의 연구실에 보관된 다양한 동물 인플루엔자 바이러스 사이에 교차반응성을 알아본다는 생각에 큰 흥미를 보였다. 이 연구에는 체코슬로바키아 출신 인플루엔자 바이러스학자인 벨라 투모바Běla Tůmová도 참여했다.[43] 그는 래트를 이용해 H2N2 바이러스와 몇몇 동물 인플루엔자 바이러스 항혈청을 제조한 바 있었다. 항혈청에는 신체가 감염이나 백신 접종에 반응해 만들어낸 바이러스 특이 항체들이 포함되어 있으므로, 알려지지 않은 인플루엔자 바이러스를 동정하는 데 유용할 터였다.

1967년에 수행된 초기 연구에서 우리는 체코슬로바키아에서 가져온 래트 혈청과 밀힐에서 제공받은 페럿 혈청을 이용해 동물 인플루엔자 바이러스에 대한 혈청이 인간 인플루엔자 바이러스에 반응을 일으키는지 알아보았다. 전혀 다른 세 가지 검사에서 1965년 메사추세츠주의 칠면조에서 분리된 인플루엔자 바이러스와 1957 아시아 독감 팬데믹을 일으킨 인간 인플루엔자 바이러스 사이에 강한 반응이 관찰되었다. 반응이 어찌나 강했던지 우리도 믿지 못할 정도였다. 인간 바이러스가 동물 바이러스에 오염되었든지, 그 반대의 현상이 일어난 게 아닐까? 하지만 철저한 연구 끝에 그런 가능성을 모두 배제할 수 있었다. 실제로 칠면조와 인간 인플루엔자 바이러스 사이에 공통점이 있다고 결론 내린 순간, 우리는 기쁨에 들떠 흥분했다. 동물 인플루엔자 바이러스가 최소한 부분적으로 인간 팬데믹의 기원이라는 가설을 뒷받침하는 첫 번째 강력한 증거였다. 다음 단계는 칠면조와 인간 인플루엔자 바이러스에 공통으로 존재하는 부위가 어디인지 밝히는 것이었다. 우리는 뉴라민산 가수분해효소(N)라고 짐작했지만, 적혈구 응집소(H)일지도 몰랐다.[44]

런던에서 이런 연구가 진행되는 동안, 캔버라에서는 내 가까운 동료 그레엄 레이버가 인플루엔자 바이러스의 두 가지 주요 표면 단백질인 적혈구 응집소(H)와 뉴라민산 가수분해효소(N)를 화학적으로 순수한 형태로 분리하는 데 성공했다. 캔버라에 돌아가자마자 나는 토끼에서 순수한 H와 순수한 N에 대한 항혈청을 만들어, 각각을 정확히 식별할 수 있음을 입증했다. 페레이라는 그 항혈청을 런던으로 가져가 칠면조 바이러스와 인간 팬데믹 바이러스의 공통 요소를 밝혀내라고 격려했다.

1967년 초 밀힐로 돌아가는 데는 돌고 돌아 꼬박 이틀이 걸렸다. 우리는 그레이트 배리어 리프 연구에 사용한 뉴라민산 가수분해효소 억제 검사를 이용했다. 놀랍게도 1957년 팬데믹 바이러스의 뉴라민산 가수분해효소에 대한 특이적 항혈청은 칠면조 인플루엔자 바이러스에서도 같은 효소의 활성을 완전히 억제했다. 또한 페레이라가 보관 중인 바이러스 중에서 세 가지 조류 인플루엔자 바이러스가 1957년의 팬데믹 바이러스와 매우 밀접하게 관련된(혈청학적으로는 동일한) 뉴라민산 가수분해효소를 갖고 있다는 사실도 밝혀냈다. 하나는 1966년 위스콘신주의 칠면조에서, 나머지 둘은 같은 해 이탈리아의 오리에서 분리한 것이었다.[45] 역시 1957년의 팬데믹 바이러스가 동물의 인플루엔자 바이러스에서 뉴라민산 가수분해효소를 획득했음을 보여주는 소견이었다.

인간 인플루엔자 바이러스가 자연적인 조건에서 동물 인플루엔자 바이러스의 일부를 획득한다는 것이 가능한 일일까? 나는 멜버른에서 프랭크 맥팔레인 버넷과 패트리샤 린드Patricia Lind가 수행한 연구를 알고 있었다. 그들은 두 가지 A형 인플루엔자 바이러스를 함께 닭 배아에 넣었다. 그러자 바이러스끼리 게놈 분절을 재편성(교환)해 잡종 바이러스가 생겨났다.[46] 닭과 돼지에서 비슷한 실험을 한다면 어떨까? 새로운 인플루엔자 바이러스를 만들어 낼 수 있을까? 그런 잡종 바이러스는 돼지나 가금류에게 매우 위험할 수도 있으므로 실험을 하려면 생물학적 보안이 고도로 유지되는 환경이 필요했다. 1970년 세인트주드에는 그 정도로 안전한 시설이 없었다. 나는 뉴욕주 롱아일랜드 서북단 앞바다의 플럼섬Plum Island에서 고도의 격리 연구시설을 운영하는 농무성 관계자들에게 연락했다.

플럼섬 연구소는 미국 축산업을 '이국적인' 동물 질병 및 원인 병원체로부터 보호하기 위해 설계되었다. 고도의 보안 환경에서 외래 병원체를 연구함으로써 과학자들은 만에 하나 그런 병원체가 미국에 유입될 경우에 대비한 백신과 항바이러스제와 통제 전략을 개발했다. 연구소장인 제리 캘리스Jerry Callis는 내 제안에 큰 관심을 보였다. 가금류 전염병은 미국의 모든 닭과 칠면조와 기타 가금류를 쓸어버릴 수 있었지만(2장 참고), 플럼섬에는 이런 잠재적 위협에 대해 연구하는 과학자가 한 명도 없었다. 캘리스는 나를 섬으로 초대해 연구자들에게 직접 내 제안을 설명할 기회를 주었다. 그들 역시 긍정적이었다. 연구소의 찰스 캠벨Charles Campbell은 내 동료인 앨런 그래노프Allen Granoff와 내가 고도의 생물학적 보안 시설에서 일할 수 있도록 장소와 교육을 제공하기로 했다.

플럼섬은 멤피스에서 2,000킬로미터 정도 떨어져 있고, 실험을 마치려면 몇 주가 걸릴 테니 숙식을 해결해야 했다. 이동 경로는 생각할 것도 없었다. 뉴욕까지 비행기로 날아가 플럼섬에서 가장 가까운 마을인 롱아일랜드 그린포트까지 버스로 간 후, 정부에서 제공하는 전용 페리를 타고 섬으로 건너갔다. 마지막 여정에는 보안 출입증을 소지하거나, 보안 심사를 통과한 연구소 직원과 함께 있어야 했다.

자리를 잡자마자 난관에 부딪혔다. 롱아일랜드의 숙박비가 너무 비쌌던 것이다. 얼마 못 가 연구비 한도를 넘고 말 것이었다. 우리를 받아준 찰스 캠벨이 도움의 손길을 내밀었다. 캘리스에게 우리가 섬에 있는 안전 요원 숙소에 머물러도 될지 물어봐 준 것이다. 폭풍우 때문에 실험 동물을 보살피는 직원들이 페리로 건너오지 못할 경우에 대비해 선임 과학자 중 한 명이 매일 밤 섬에 머물게 되어 있었다. 캘리스는 승인해주었다. 엄청난 보너스였다. 스스로 식사를 해결하고 방도 청소해야 했지만, 아무 방해도 받지 않고 안전 요원과 과학에 대해 실컷 토론할 수 있었다.

연구소에 도착하면 매일 입고 간 옷을 벗고 현장에서 입는 작업복으로 갈아입어야 했다. 하루 일과가 끝나면 작업복을 벗어두고 꼼꼼하게 샤워를 한 후 다시 평상복으로 갈아입었다. 사람 외에는 어떤 것도 연구소를 벗어날 수 없었다. 건물에서 나오는 공기는 철저히 여과해 바이러스를 포함한 모든 입자를 제거했으며, 물과 쓰레기는 고압멸균을 거쳐 완벽한 멸균 상태임을 승인받은 후 바다에 버렸다.

첫 번째 실험에서 그래노프와 나는 두 가지 조류 인플루엔자 바이러스로 한 마리의 칠면조를 동시에 감염시키면 적혈구 응집소(H)와 뉴라민산 가수분해효소(N) 스파이크를 교환하는지 알아보았다. 게놈 염기서열 분석을 쉽게 이용할 수 없는 시절이었다. 바이러스 표면의 H와 N 단백질을 확인하는 유일한 방법은 페레이라와 연구했을 때처럼 특이적 항체를 이용하는 것이었다.[47] 우선 칠면조들을 치명적인 가금류 독감 바이러스(H7N7)와 칠면조 인플루엔자 바이러스(H6N2)에 동시 감염시켰다. 후자는 가금류에서 가벼운 질병을 일으켰지만, 뉴라민산 가수분해효소(N2)는 1957년 팬데믹 바이러스와 동일했다. 이틀이 지나자 칠면조들이 죽기 시작했다. 폐사한 동물의 호흡기에서 분리한 바이러스는 4개 중 1개꼴로 H와 N 단백질을 재편성해 H7N2와 H6N7이라는 잡종 바이러스가 되어 있었다. H7N2 바이러스는 칠면조에 치명적이었다.[48]

두 번째 실험에서는 돼지를 두 가지 인플루엔자 바이러스에 동시 감염시켰다. 하나는 돼지에서 증식할 수 있는 바이러스였고, 다른 하나는 그렇지 않았다. 전자는 1918년 스페인 독감 바이러스의 후손인 고전적 H1N1 돼지 인플루엔자 바이러스를, 후자로는 가금류 독감 바이러스를 사용했다. 이틀 뒤 돼지들은 섭씨 40도의 고열에 시달렸다. 폐 조직 검체에서 분리된 바이러스 중 일부는 H 및 N 표면 스파이크를 서로 교환한 잡종이었다(그림 6-1).

두 실험에서 유전자 재편성이 일어난 잡종 바이러스는 원래 바이러스보다 숫자가 적었으며, 원래 바이러스를 특이적 항혈청으로 억제한 뒤에야 검출할 수 있었었다. 자연스럽게 한 가지 질문이 떠올랐다. **자연선택에 의해 신종 바이러스가 우세종이 될 수 있을까?** 다음 실험에서는 다양한 바이러스에 감염시킨 칠면조를 자연계에 존재하는 인플루엔자 바이러스에 대한 백신을 접종한 칠면조와 접촉시켰다. 백신을 접종받은 칠면조들이 빠른 속도로 죽어 나갔다. 사체에서는 가금류 바이러스의 H7 단백질과 칠면조 바이러스 N2 단백질을 지닌 잡종 인플루엔자 바이러스가 검출되었다.

돼지에게 같은 실험을 하면서 우리는 일단 돼지에게 전염시킨 후 재분리한 인간 H3N2 A형 인플루엔자 바이러스와 고전적 H1N1 돼지 인플루엔자 바이러스를 사용했다. 이번에는 두 가지 바이러스를 각기 다른 돼지에게 감염시켜 실제 상황과 더 비슷한 조건을 만들었다. 여섯 시간 후 두 마리의 돼지를 백신을 접종하지 않은 네 마리의 돼지와 접촉시켰다. 7일째 되던 날 나중에 접촉한 네 마리의 돼지 중 한 마리에서 H3N1 잡종 인플루엔자 바이러스(인간 바이러스의 H3와 돼지 바이러스의 N1)와 잡종일 가능성이 있는 또 다른 바이러스(H1N2)가 검출되었다.

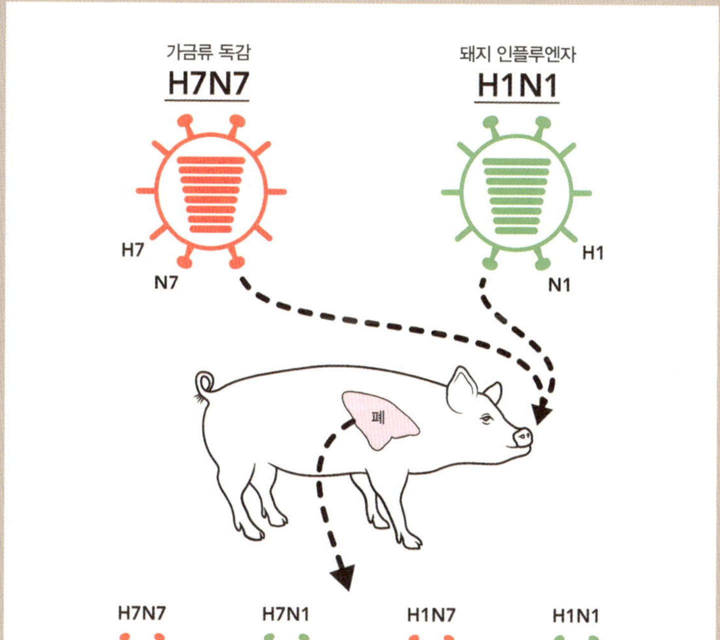

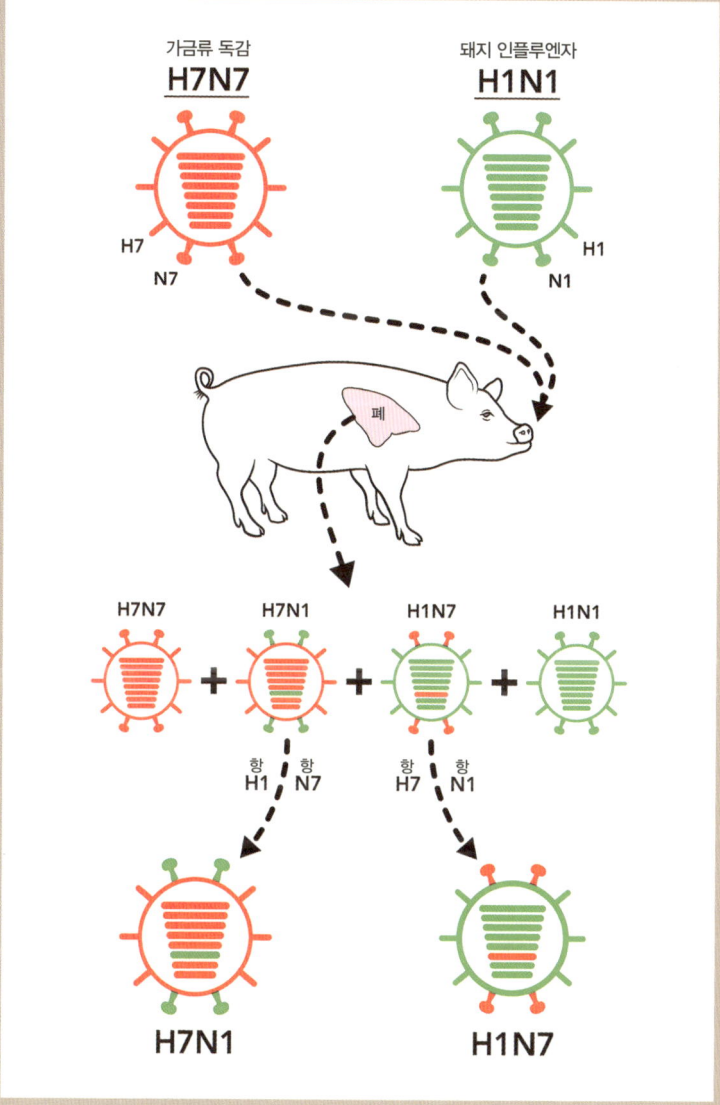

그림 6-1 돼지에서 인플루엔자 바이러스 유전자 재편성. 돼지의 코에 가금류 인플루엔자 바이러스(H7N7, 돼지의 몸속에서 증식하지 않음)와 돼지 인플루엔자 바이러스(H1N1, 돼지의 몸속에서 증식함) 혼합물을 넣어주었다. 이틀 뒤 섭씨 40도의 고열이 발생하자 돼지들을 안락사시켰다. 돼지들의 폐에서 수많은 인플루엔자 바이러스가 검출되었는데, 원래 바이러스인 H7N7과 H1N1 외에도 잡종 바이러스인 H7N1과 H1N7이 섞여 있었다. 잡종 인플루엔자 바이러스들은 폐에서 채취한 혼합 바이러스를 H7과 N1 특이 항체, 또는 H1과 N7 특이 항체 존재하에 배양했을 때에만 분리되었다.

이 실험 결과 **각기 다른 종에서 분리한 인플루엔자 바이러스들이 한 동물을 동시 감염시키면 새로운 잡종 인플루엔자 바이러스가 출현할 수 있다**는 것이 입증되었다. 따라서 1957년에 인간 팬데믹을 일으킨 바이러스의 N2 단백질은 동물에서 유래했을 가능성이 있었다.

실험 결과는 모든 사람을 흥분시켰다. 플럼섬 연구소 사람들은 우리가 홈런을 쳤음을 깨달았다. **서로 다른 동물에서 유래한 인플루엔자 바이러스들은 자연 조건하에서 유전자를 교환할 수 있었으며, 그 결과 생겨난 잡종 바이러스는 우세종이 될 수 있었다.**

섬에 있는 동안 또 하나의 짜릿한 드라마가 펼쳐졌다. 1972년 돼지와 인간 인플루엔자 바이러스로 두 번째 실험을 하던 중에 동물을 붙잡고 있던 기사가 이틀 만에 앓아 누웠다. 다음날 그는 전화로 고열이 나고 심하게 아프다고 알려왔다. 모두 걱정에 휩싸였다. 우리는 동물과 환경은 철저히 보호했지만, 인간에 대한 보호 조치는 다분히 원시적이었다. 물론 장갑을 끼고, 마스크와 가운을 착용했으며, 철저히 샤워를 했다. 하지만 오늘날 그런 실험에 사용하는 개인 보호 장비, 예컨대 후드와 마스크로 얼굴을 완전히 덮는 전동식 공기 정화 호흡기air-purifying respirator 같은 것은 없었다.

3일째 되던 날 기사는 볼거리 진단을 받았다고 메시지를 남겼다. 모두가 안도의 한숨을 내쉬었다. 물론 볼거리도 성인 남성에게는 심각할 수 있지만, 그는 후유증 없이 회복되었다. 인간 전염 증례가 발생하지는 않았지만, 이 사건으로 인해 우리는 인플루엔자 바이러스가 얼마나 쉽게 전파되며, 얼마나 쉽게 유전자를 교환할 수 있는지 다시 한번 경각심을 갖게 되었다. 나는 자연계에서 유전자 재편성의 증거를 찾는 것은 시간 문제일 뿐이라고 확신했다. 하지만 실제로 그 증거를 찾은 것은 거의 30년이 지난 1997년, 홍콩에서 H5N1 조류독감이 유행했을 때였다(10장 및 11장 참고).

유전자 재편성 연구와 동시에 우리는 1968년 홍콩 독감 팬데믹을 일으킨 H3N2 인플루엔자 바이러스의 기원 또는 전구체 바이러스를 찾기 시작했다. 이 바이러스에서 새로운 것은 H 단백질뿐이었으므로 적혈구 응집소에 초점을 맞추었다. WHO와 협력해 세계 각지의 오리, 돼지, 말에서 인플루엔자 바이러스들을 수집했다. 문제의 H3N2와 비교하자 두 가지 바이러스가 흥미를 끌었다. 1963년 마이애미의 말과 같은 해 우크라이나의 오리에서 분리된 인플루엔자 바이러스였다.[49]

1972년 레이버는 세 가지 적혈구 응집소의 분자적 유사성을 알아보기 위해 펩티드 배열 순서를 '지도화mapping'했다. 펩티드 매핑은 염기서열 분석 시대 이전에 단백질을 연구하는 가장 중요한 방법이었다. 이를 통해 연구자들은 단백질을 구성하는 펩티드들의 지도(짧은 아미노산 배열 순서)를 얻을 수 있었다. 동일한 단백질의 지도는 완전히 겹친다. 전혀 다른 단백질의 지도는 전혀 일치하지 않는다. 약간만 다르다면? 몇 군데 일치하지 않는 부분이 생긴다.

펩티드 맵에 따르면 오리와 말과 인간 인플루엔자 바이러스의 적혈구 응집소는 일부가 동일했지만(경쇄 구조), 나머지 부분에서는 군데군데 일치하지 않는 부분이 있었다.[50] 레이버의 분자 연구는 우리를 비롯해 연구자들이 발견한 H 스파이크 항혈청의 유사성을 설명해주었을 뿐 아니라, 1957년 아시아 독감(H2N2)과 1968년 홍콩 독감(H3N2)의 원인 바이러스를 연구하면서 세운 가설, 즉 동물 인플루엔자 바이러스가 팬데믹 인플루엔자 바이러스의 기원이라는 가설에 또 다른 증거를 더해주었다.

나는 밀힐의 페레이라 연구소를 방문해 칠면조와 인간 인플루엔자 바이러스의 공통 요소를 찾기 위한 뉴라민산 가수분해효소 억제 검사를 고안했다. 그때 평생 잊지 못할 교훈을 얻었다. 마지막 검사 결과는 비행기 출발 시각이 거의 다 되어서야 나왔다. 비행기를 놓치지 않으려고 서두르면서 나는 모든 실험 데이터를 수하물 속에 쑤셔 넣었다. 홍콩에 내려 보니 가방을 찾을 수 없었다. 데이터를 복사해 두지 않았기 때문에 나는 정신이 반쯤 나가 버렸다(컴퓨터 시대 훨씬 전인 1967년이었다). 항공사는 매우 협조적이었지만 가방을 찾는 데는 한 시간이 넘게 걸렸다. 체크인을 늦게 하는 바람에 히드로 공항에 그대로 남아 있었던 것이다. 가방은 다음 항공편에 실려 홍콩에 도착했다. 캔버라로 가는 비행기를 타기 전에 가방을 찾고 몇 번이나 가슴을 쓸어내렸는지 모른다.

얼마 안 있어 또 하나의 잊을 수 없는 교훈을 얻었다. 과학자에게 가장 실망스러운 일은 세상이 깜짝 놀랄 것이라 생각했던 연구 결과가 과학 저널에 게재 거부되는 것이다. 플럼섬 연구가 바로 그런 일을 겪었다. 플럼섬과 세인트주드의 모든 동료들이 환호했던 연구였다. 인플루엔자 바이러스가 '자연 조건에서도' 쉽게 유전자를 재편성해 신종 바이러스가 탄생한다는 것을 사상 최초로 입증한 연구였다. 1957년 아시아 독감과 1968년 홍콩 독감을 일으킨 인플루엔자 바이러스 균주가 어떻게 탄생했는지 설명할 수 있는 발견이었다. 나 역시 흥분을 쉽게 가라앉힐 수 없었다. 그러니《실험의학저널Journal of Experimental Medicine》에서 독자들이 '흥미를 느끼지 못할 것'이라는 이유로 논문 게재를 거부했을 때 얼마나 실망했을지 생각해보라. 그래노프는 즉시 논문을 조지 허스트에게 보내자고 제안했다. 인플루엔자 바이러스의 적혈구 응집소를 발견한 그는 당시 유명 저널《바이러스학Virology》의 편집자였다. 그라면 우리 연구의 중요성을 알아보지 않을까? 정말 그랬다. 논문은 사소한 몇 군데만 수정한 후 게재 승인을 받았다. 젊은 과학자들이여, 정성을 기울인 논문이 게재를 거부당해도 실망하지 말라! 더 적합한 저널을 찾아보면 바로 해결될지 모른다. 실망하지 말고 다시 시도하라.

7
중국에 가다

Virologists visit China

중국에 가야 했다. 1957년 아시아 독감(H2N2)과 1968년 홍콩 독감(H3N2) 팬데믹은 모두 중국 남부에서 처음 발견되었다. 호랑이를 잡으려면 호랑이 굴로 들어가야 하는 법. 사람도 엄청나게 많고 오리와 닭과 돼지도 엄청나게 많은 중국은 갈수록 확실해지는 우리 가설에 더없이 잘 들어맞는 곳이기도 했다. 1972년 중반 그레엄 레이버와 내게 행운이 찾아왔다. 중국을 방문해 다양한 동물에서 인플루엔자 검체를 채취하려는 호주 과학자 그룹에 합류한 것이다. 분명 문화혁명 이후 중국을 방문한 최초의 서방 인플루엔자 바이러스학자들이었을 것이다. 그 경험은 과학적으로 놀랄 만큼 큰 보람을 안겨주었다.

아시아 독감 팬데믹(H2N2)은 1957년 2월 중국 남부 구이저우貴州성 구이양貴陽에서 시작되었다.[51] 1956년까지 유행한 H1N1 바이러스는 스페인 독감 바이러스의 후손이었다. 하지만 새로운 바이러스는 적혈구 응집소와 뉴라민산 가수분해효소가 모두 달랐다. 인류는 새로운 H2N2 바이러스에 거의 면역이 없었으므로 유행은 육로를 타고 홍콩으로, 소련 전역으로 빠르게 확산되었다. 그리고 항로를 따라 전 세계로 퍼지면서 약 6개월에 걸쳐 각지에서 유행을 일으켰다. 1958년 봄에 이차 파동이 각국을 강타해 결국 세계 인구의 40~50%가 감염되고, 약 150만 명이 사망한 것으로 추정된다(그림 2-1).

1957년부터는 아시아 독감 인플루엔자 바이러스(H2N2)의 후손들이 세계적으로 유행했지만, 1968년에 다시 새로운 팬데믹이 출현한다. 홍콩 균주(H3N2) 역시 중국에서 발생해 홍콩으로 전파되었다. 홍콩은 바이러스가 처음 보고된 지역일 뿐이다.[52] 이름에서 알 수 있듯 H3N2 바이러스는 그때까지 유행했던 H2N2 바이러스와 적혈구 응집소는 다르지만 뉴라민산 가수분해효소는 밀접한 관련이 있다. 이 뉴라민산 가수분해효소에 면역이 있는 사람들이 있었으므로 홍콩 독감 팬데믹은 비교적 느리게 진행되었다. 유럽 각지에서는 1969년 12월까지도 유행의 정점이 찾아오지 않았다. 그럼에도 H3N2 바이러스는 세계적으로 100만 명의 사망자를 낸 것으로 추정된다. 적혈구 응집소 스파이크만 변해도 팬데믹을 일으키는 데 충분하며, N 스파이크에 대한 면역은 질병의 중증도에 영향을 미칠 수는 있지만 세계적 확산을 막는 데는 부족하다는 사실을 알 수 있다.

당시 우리의 희망은 중국 방문 허가를 얻어 가설에서 검토한 동물 보유숙주의 검체를 채취하고, 중국의 생활 스타일과 동물 사육 패턴을 살펴 인간 바이러스와 동물 바이러스의 교잡(잡종화)을 촉진할 정도로 특이한 점이 있는지 살피는 것이었다. 또한 레이버와 나는 중국 바이러스학자들과 교분을 맺고 장차 아이디어를 공유하면서 시약(항혈청)도 나누어 쓸 수 있기를 바랐다.

1972년 초에는 오늘날 호주 의과학자협회Australian Institute of Medical Scientists의 전신이었던 단체가 중국 의학협회Chinese Medical Association와 협력해 다양한 분야에서 과학적 정보를 교환하고 있었다. 거기 속한 의사, 치과의사, 공중보건 관계자들이 중국을 방문하는 것이었다. 레이버는 호주 단체의 지도자들에게 연락해 우리가 합류해도 될지 물어보면서, 팬데믹 인플루엔자 바이러스의 기원을 밝히는 것이 왜 중요한지 자세히 설명했다. WHO에도 연락을 취했는데, 기꺼이 우리의 방문을 지원해주었다. 초대장을 받았을 때는 기뻐서 어쩔 줄 몰랐다. 중국 의학협회는 면봉과 바이알을 가져와 동물들의 검체를 채취하고, 혈청을 가져와 인플루엔자 바이러스를 발견할 경우 표면 스파이크 단백질을 동정해도 좋다는 허가까지 내주었다.

호주에서 온 17명의 의료인은 중국 의학협회의 초청을 받았지만, 공식 대표단 신분은 아니었다. 방문 일정은 1972년 9월 9일부터 10월 4일까지로 여정은 중국 국제여행서비스China International Travel Service에서 관리했다. 처음으로 방문한 홍콩에서 1968년 H3N2 팬데믹을 처음 보고한 와이칸 창Wai-Kwan Chang 박사를 만났다. 그 뒤로는 기차로 광둥성(광저우), 스자좡, 베이징을 거쳐 텐진까지 여행했다. 거기서 비행기로 선양, 다롄, 상하이를 방문하고 마지막으로 항저우까지는 다시 기차를 이용했다(그림 7-1). 모든 도시에서 회의에 참석하거나 문화 유적을 방문할 때는 두 명의 가이드와 여러 명의 통역이 우리를 안내했다.

1972년은 문화혁명 중이라 마오쩌둥 주석의 영향이 강력했다.

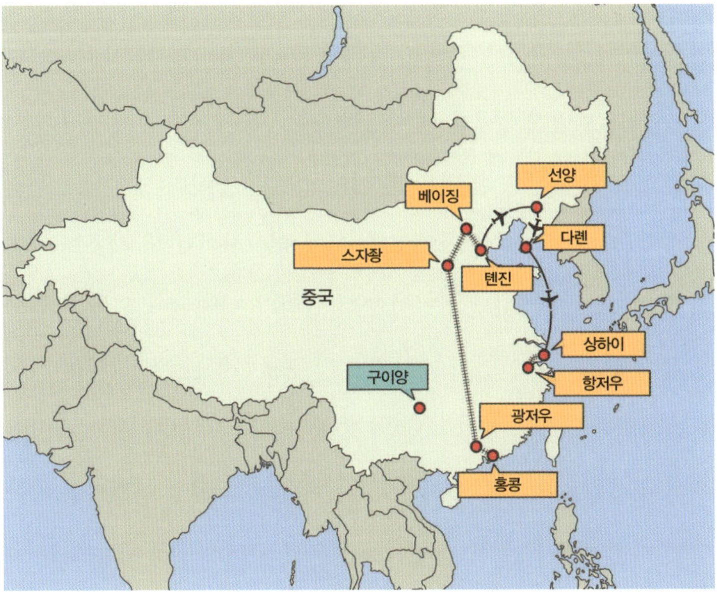

그림 7-1 1972년 중국에서 방문한 도시들을 주황색으로 표시했다. 주로 기차로 여행했지만 북쪽 지방은 비행기를 이용했다. 구이양시는 1957년 아시아 독감 팬데믹(H2N2)이 처음 발견된 곳이다.

광저우 중국 의학협회와 처음 공식 회의에서 우리는 모두 마오 주석 어록인 『작은 빨간책Little Red Book』을 한 권씩 받고, 새로운 사회의 구조와 장점에 관해 한 시간 동안 강연을 들었다. 그 뒤로 중국 보건당국의 발표가 이어졌는데 성매개 감염병 퇴치와 현재 진행 중인 간염 및 결핵 통제 사업 등 공중보건 발전을 강조했다. 통증 조절과 다양한 질병 치료에 있어 침술의 장점을 설명하고, 당시 많은 논란이 되었던 한자녀 가족계획이 얼마나 지혜로운지도 강조했다.

중국에 대한 첫인상은 과도기라는 것이었다. 모든 사람이 회청색 인민복과 모자를 착용했다. 개인 교통 수단으로 자전거를 이용하는 것도 흥미로웠다. 여행 내내 우리를 안내하는 공무원들은 물론 방문한 병원 직원들, 바이러스학자들, 심지어 거리에서 만난 사람들까지 열정적인 친절함을 보여 주었다. 거리를 지나던 사람들도 우리를 보면 발걸음을 멈추고 박수를 치곤 했다. 문화혁명이 시작된 뒤로 서양인을 한 번도 본 적이 없었던 것이다(그림 7-2). 우리는 모두 커다란 배지를 달았는데, 거기에는 한자로 된 각자의 이름과 함께 '러시아인 아님'이라고 쓰여 있었다. 당시 중국은 소련과 국경 분쟁을 벌이고 있었기 때문에 그런 구분이 중요했던 것이다.

레이버와 나는 다른 학자들과 항상 같이 다니면서 대부분의 도시에서 병원을 방문해 중의학의 우수성을 관찰하고 서양의학과 어떻게 다른지 배워야 했다. 한약재상을 방문해 인플루엔자 치료 약제들을 얻기도 했다. 바이러스학자인지라 수술을 참관하지는 않았지만, 광저우 방문 둘째 날 가운과 마스크를 착용하고 침술만으로

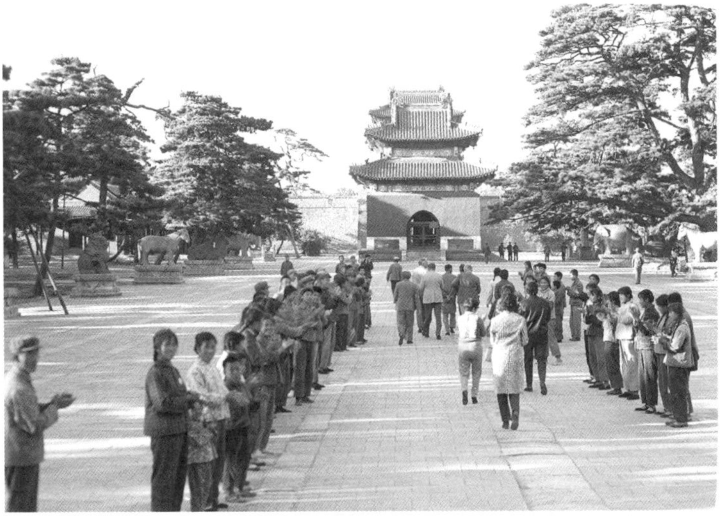

그림 7-2 1972년에는 중국 어디를 가든 거리를 지나던 사람들이 멈춰 서서 박수를 보냈다. 이 사진은 선양 북릉에서 찍은 것이다.

마취를 한 채 대수술을 시행하는 모습을 보았다. 한 여성이 폐 수술을 받고 있었다. 열려 있는 가슴 속으로 심장이 뛰는 모습까지 볼 수 있었다. 여성은 외과의사가 가슴 속을 수술하는 동안 말까지 했다! 실로 놀라운 광경이었다. 정말로 통증을 느끼지 못한다고? 도저히 믿을 수 없었다. 나머지 기간 동안에도 스자좡과 베이징을 빼고 도시마다 수술 중 통증을 침술로 조절하는 광경을 목격했다. (베이징에서 레이버와 나는 그룹과 따로 떨어져 바이러스학자들을 만났다.) 소아마비로 다리가 부분적으로 마비된 사람, 관절염을 앓는 사람 중 상당수가 침술로 치료받는 모습도 보았다.

나는 침술의 놀라운 통증 조절 효과를 직접 경험해보고 싶었다. 소아마비 환자들이 치료받는 병원을 방문했을 때 침을 맞아보고 싶다고 했다. 한 의사가 선선히 동의했다. 그는 통역을 통해 치과 치료를 할 때 오른쪽 아래 턱을 마취하는 경혈이 오른손 엄지와 검지 사이에 있다고 설명했다. 그리고 내 오른손에 침을 찔러 넣고 손으로 부드럽게 흔들었다. 1분쯤 뒤에 의사는 내 아래턱에 바늘을 꽂아 넣었다. 전혀 아프지 않았다. 이것이 물질을 지배하는 정신의 힘일까? 오른손에 침을 맞을 때 레이버가 했던 말을 잊을 수 없다. '간염 잠복기가 얼마나 되지?' 전형적인 레이버식 농담이었다. 나는 아무렇지도 않았지만, 어쩌면 침을 맞기 전에 바늘을 멸균했는지 물어봐야 했을지 모른다.

스자좡에는 거대한 군기지가 있었다. 기지 안에 돼지 농장과 캐나다 의사 노먼 베순Norman Bethune의 이름을 딴 국제평화병원International Peace Hospital도 있었다. 첫날 저녁에는 중국 전통식 연회에 초대받았다. 열세 가지 코스 요리가 나오고, 연설이 끝도 없이 이어졌다. 누군가 '간베이(건배)'라고 외치면 모두 마오타이(쌀로 만든 중국의 전통 독주) 잔을 높게 쳐들었다. 말할 것도 없이 우리는 저녁 내내 취해 있었다(그림 7-3).

멜버른에서 온 의사 하나는 문화적 차이에 대해 잊지 못할 교훈을 얻었다. 서구에서는 자기 접시 위에 있는 음식을 다 먹는 것이 예의라고 가르친다. 중국에서는 손님의 접시가 비면 얼른 채워주는 것이 예의다. 젊은 의사는 그걸 모르고 계속 접시를 싹 비웠고, 주최측은 계속 음식을 올려 주었다. 결국 위가 감당하지 못할 지경에 이르러 피치 못할 결과가 빚어지고 말았다. 엉망이 된 식사 자리

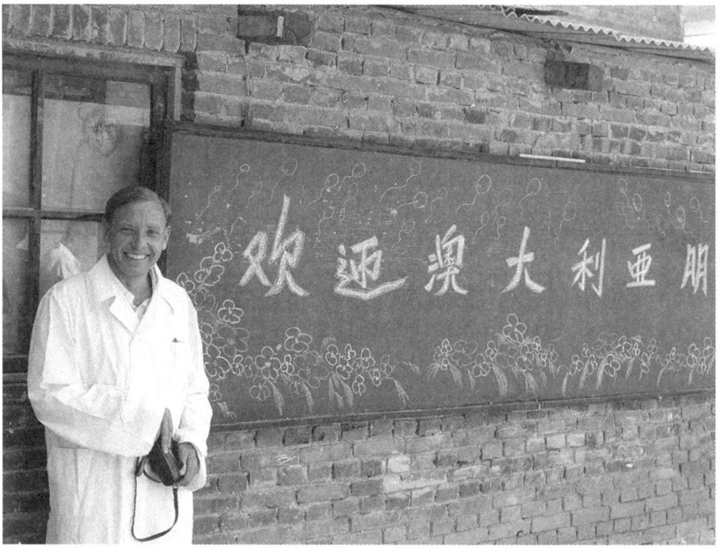

그림 7-3 스자좡의 환영 편액 옆에 선 그레엄 레이버.
'호주 방문객들을 환영합니다'라고 쓰여 있다.

는 마법이라도 부린 듯 깨끗이 치워졌지만, 젊은 의사는 너무 민망한 나머지 여행 내내 땅콩과 과일로만 배를 채웠다.

강연에서 인플루엔자 팬데믹의 기원에 있어 돼지의 역할에 대한 가설을 설명했다. 중국 측에서는 돼지라면 얼마든지 있으니 날이 밝으면 전부 검체를 채취해도 좋다고 했다. 다음날 아침 절대 빠뜨릴 수 없는 마오 주석의 강의를 듣고 나서, 레이버와 나는 숙취에 시달리는 중국인들과 함께 흰 가운을 입고 돼지 우리로 갔다. 첫 번째 우리에서 젊고 건강한 돼지 한 마리를 잡아 데이크론 면봉으로 양쪽 콧구멍에서 검체를 채취하고 귀 정맥에서 혈액을 채취했다. 사람들은 돼지를 풀어주었다. 모두 뒤로 물러서기에 다음 돼지를 잡아달라고 부탁했다. 통역사는 매우 참을성 있게 모든 돼지가 똑 같다고 설명했다. 나 역시 매우 참을성 있게 왜 많은 돼지를 검사해야 하는지 설명했다. 일은 내 뜻대로 풀리지 않았다. 돼지와 가금류에서 검체를 채취하게 해달라고 거듭 요청했지만 방문 중 검체를 채취한 동물은 딱 한 마리, 그 돼지뿐이었다. 수의학에서 인플루엔자 연구는 인간 연구처럼 간단하고 협조적이 아닐 수 있음을 그때 처음 알았다.

동물 검체를 채취하려는 시도는 실망스럽게 끝났지만, 그 일을 보상이라도 해주려는 듯 우리는 베이징에서 중국 인플루엔자 바이러스학자들로부터 극진한 대접을 받았다. 열차로 새벽 4시에 도착했는데도 그곳 연구소 바이러스 부서장인 추치밍Chu Chi Ming이 직원들을 이끌고 마중 나와준 것이 특히 인상 깊었다. 레이버와 나는 꼬박 하루 동안 생물제제부Department of Biological Products 산하 국립백신혈청연구소National Vaccine and Serum Institute를 방문했다. 중국 측에서는 우리 각자에게 강연 기회를 주고, 그 뒤로 광범위한 토론이 이어졌다. 케임브리지와 런던에서 교육받은 추는 물론 그의 직원들도 인플루엔자에 대해 아주 잘 알고 있었다.

그때쯤 우리는 인간 인플루엔자 팬데믹이 오리와 돼지에서 유래한다는 가설을 중국 측이 모욕으로 받아들이지 않을까 약간 우려하고 있었다. 다행히 토론 분위기는 매우 개방적이었다. 적대적인 느낌은 전혀 없었다. 추는 1957년 아시아 독감 유행을 일으킨 H2N2 바이러스가 1957년 2월과 3월에 걸쳐 구이저우성 서쪽 20

개 현에서 인플루엔자 유행이 일어났을 때 처음 분리되었다고 알려주었다. 회의에 참석한 40명가량의 바이러학자들은 그 바이러스가 동물에서 유래한 것이 아니고, H1N1 균주의 후기 변종에서 생겨났다는 데 전반적으로 동의했다. 추는 직접 분리 동정한 일련의 '가교' 균주들을 설명했다. 그는 이 균주들이 후기 H1N1 바이러스들, 초기 H2N2 바이러스들과 반응성을 공유한다고 믿었다. 우리는 그가 두 가지 A형 인플루엔자 바이러스 표본(A1/Loyang/3/57과 A1/Loyang/4/57)과 함께 최근 분리한 B형 인플루엔자 바이러스 표본(B/Hunan/2/71)을 주었을 때 뛸 듯이 기뻤다. 우리도 답례로 인간, 돼지, 말 인플루엔자 바이러스의 H와 N 단백질에 대한 특이 항혈청을 선물했다.

인플루엔자 바이러스의 가교 균주는 WHO를 통해 학계에 널리 공유되었다. 멤피스 연구실로 돌아온 우리는 A/Loyang 바이러스가 모든 혈청에 들어 있는 억제 항체에 민감하게 반응하는 것을 발견했다. 모든 항체를 제거하자 그것은 사실 H1N1 인플루엔자 바이러스임이 밝혀졌다. 결국 '가교 균주'로 H2N2 팬데믹의 기원을 설명할 수 없으며, 우리의 동물 보유숙주 가설이 여전히 유효하다는 뜻이었다.

홍콩 독감 팬데믹을 일으킨 H3N2 바이러스에 대해 추는 1968년 8월까지 중국 본토에서는 바이러스가 분리되지 않았으나 그 전달에 홍콩에서 분리되었다고 말했었다. 홍콩에서 들은 설명과 달랐다. 홍콩에서 창은 H3N2 바이러스가 처음 분리된 곳은 다름 아닌 중국 본토라고 알려주었던 것이다. 그런 문제가 정치적으로 민감하다는 것을 뚜렷이 보여주는 일이었다. 선양의과대학(역시 참고 시약들을 공유했다)의 또 다른 창 교수를 비롯해 많은 바이러스학자들과 논의한 결과, 중국인들은 인플루엔자가 중요하기는 하지만 크게 우려할 만한 병은 아니라고 생각하는 것이 분명했다. 당시 중국에는 국가 인플루엔자 센터조차 없었지만, 그래도 베이징에 있는 국립백신혈청연구소에서 인간에게 접종할 Hong Kong/68 H3N2 약독화 생백신 1,000만 도스를 생산한 바 있었다. 중국 학자들은 인간 팬데믹 인플루엔자 바이러스의 기원에 오리나 돼지 등 동물이 어떤 역할을 한다는 우리 가설을 전혀 믿지 않았다.

중국 최북부의 선양에서 우리가 탈 비행기는 비와 안개 때문에 며칠 지연되었다. 하지만 공기 중에는 수분만 있는 것이 아니었다. 날씨가 서늘해지면서 난방용 연탄이 점점 많이 사용되자 심각한 대기오염이 눈에 보일 정도였다. 또한 남부 도시들을 여행할 때 농장에서 자란 내 눈에는 대규모 오리 농장과 살아 있는 가금류를 파는 시장이 눈에 들어왔다. 거기에 베이징 전통 요리인 오리구이 식당에서 열린 연회의 기억이 더해져 나는 어떤 결론을 내릴 수 있었다.

훗날 그레엄 레이버는 1972년 중국 방문을 '돼지 한 마리 연구'라고 불렀다. 검체를 채취한 유일한 동물인 그 돼지의 혈청에서는 아니나다를까, H1N1 인플루엔자 바이러스 항체가 검출되었다. 과거에 감염된 적이 있다는 뜻이었다. 그러나 인플루엔자 치료 효과가 있다고 팔리는 허브들을 우리 연구실에서 추출한 결과 바이러스를 억제하지 못했다. 물론 진통 효과는 있었다.

우리는 중국 과학자들이 선뜻 인플루엔자 바이러스 표본을 내준 것과 그들이 지닌 정보를 터놓고 논의한 데서 깊은 인상을 받았다. 우리의 방문이 1977년 중국 북부에서 H1N1 바이러스인 A/USSR/90/77이 재출현했다는 정보를 공개하는 데, 또는 중국 학자들이 결국 팬데믹 인플루엔자의 동물 기원설을 받아들이는 데 조금이라도 기여했는지는 확인할 수 없다. 하지만 그 뒤로 점점 많은 중국 학자들이 우리 연구소를 교환 방문했으며, 1982년 11월에는 중국의학원 바이러스학 연구소와 호주국립대학 후원으로 베이징에서 팬데믹 인플루엔자 바이러스의 기원에 대한 학회가 열린 것은 분명한 사실이다. 우호 관계는 현재까지도 계속되고 있다.

8

홍콩: 살아 있는 조류 시장과 돼지 가공

Hong Kong hotbed: Live bird markets and pig processing

1975년 홍콩 대학 바이러스 연구자인 켄 쇼트리지Ken Shortridge와 함께 살아 있는 조류를 파는 시장live bird market, LBM에 처음 가봤을 때, 나는 그곳이야말로 인플루엔자를 연구할 장소임을 깨달았다. 중국 본토의 시골을 찾아다닐 필요가 없었다. 농장에서 키우는 동물들이 우리를 찾아오는 곳이 바로 거기였다. 홍콩에서 본 LBM은 규모도 다양했다. 색깔도 아름다운(현지에서는 '노란머리닭'이라고 불렀다) 황갈색 닭들을 몇 개의 우리에 넣어 골목 한 귀퉁이나 육교 아래에 쌓아둔 곳이 있는가 하면, 살아 있는 가금류를 파는 가판대가 수십 개씩 모여 있는 거대한 시장도 있었다. 시장은 대개 여러 층이었다. 일층에서는 활어나 신선한 생선, 갓 도축한 가축(주로 돼지), 엄청나게 다양한 신선 야채를 팔았고, 이층부터는 가정용품, 의류, 가구 매장이 들어차 있었다.

LBM의 전통은 16세기 명나라까지 거슬러 올라간다.[53] 냉장고 이전 시대 사람들은 중국 남부의 무더운 기후 속에서 신선한 고기를 얻을 방편으로 이런 시장을 개발했다. 오염된 고기가 건강에 위협이 된다는 대중의 날카로운 관찰력을 보여준다. 그중에서 인플루엔자와 가장 밀접한 것은 1997년까지 영업했던 홍콩과 중국 남부의 전통적 LBM이다. 1997년 H5N1 조류독감이 출현한 뒤로 홍콩의 LBM은 시장 수와 규모가 줄고, 동물종을 서로 분리하는 등 극적인 변화를 겪었다(10장 참고). 하지만 중국 본토의 LBM은 거의 변하지 않았다.

도시의 대형 LBM에서는 다양한 육상 조류와 물새를 취급한다(그림 8-1). 육상 조류는 주로 다양한 닭(노란머리닭, 흰닭, 오골계)과 메추라기와 비둘기였지만 때때로 꿩, 바위자고, 뿔닭도 있었다. 물새로는 다양한 오리류(흰색 북경오리, 카키색 캠벨오리, 머스코비오리, 그리고 청둥오리를 비롯한 몇몇 야생 오리)와 흰색, 회색, 검은색 등 색색 거위들이 있었다.

사실상 모든 측면에서 LBM은 동물종 안에서는 물론 종 사이에도 인플루엔자 바이러스 전파를 촉진했다. 새로운 균주가 나타나기에 그보다 좋은 조건은 없었다. 눈앞에서 바이러스가 마구 섞이고 잡종화하는 모습이 보이는 것만 같았다. 일부 점포는 종을 분리해 서로 다른 우리에 가두었지만, 그런 구분조차 두지 않는 점포가

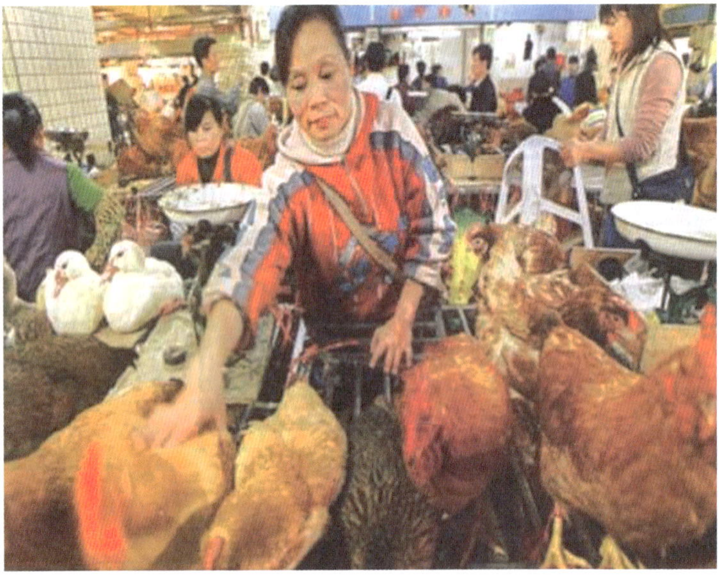

그림 8-1 1970년대 초 홍콩 센트럴 마켓 내 전형적인 LBM.
한 점포 안에서 다양한 조류를 팔고 있다.

많았다. 오리와 닭이 한 우리 안에 섞여 있는 모습을 보기는 어렵지 않았다. 게다가 우리들은 항상 대여섯 개가 위로 겹쳐 쌓여 있었다. 우리마다 물통을 두고 배변판을 깔아 놓았지만, 문을 열 때마다 뭔가 아래로 흘러내렸다. 바이러스가 다른 우리로 퍼지기에 더없이 좋은 기회였다. 시장 자체는 정기적으로 물청소를 해서 상당히 깨끗했지만, 각 점포에서 우리를 비우고 청소하는 일은 거의 없었다.

홍콩의 LBM 점포들은 두 곳의 중앙도매시장에서 조류를 구입했다. 도매시장은 다시 중국 남부나 홍콩 신계New Territories의 여러 농장에서 육상 조류를 트럭으로 실어 왔다. 물새는 주로 중국 연안의 오리 농장에서 배로 실어 날랐다. 그러니까 내가 중국의 여러 농장에서 보았던 조류 중 대다수가 결국 중국이나 홍콩의 LBM으로 실려 왔을 것이다.

닭이나 메추라기는 도시의 LBM에서 하루이틀이면 팔렸다. 오리와 거위는 조금 더 시간이 걸렸지만(2~5일), 뿔닭이나 꿩처럼 흔치 않은 조류는 일주일까지도 시장에 머물렀다. 우리 위에 새로 도착한 새들을 담은 우리가 끊임없이 쌓였다. 한 우리에서 여러 조류종이 섞이는 일은 다반사였고, 우리마다 며칠씩 머무는 새들이 있었다.

신선한 닭이나 가금류를 사러 온 손님은 새들을 찬찬히 살피고, 때로는 손으로 잡아 얼마나 통통한지 가늠하기도 했다. 손님이 새를 고르면 주인은 즉석에서 처리해주었다. 점포 뒤쪽으로 가져가 죽이고 털을 뽑고 내장을 긁어냈다는 뜻이다. 숙련된 솜씨 덕에 피나 깃털이나 내장이 많이 튀지는 않았지만, 눈에 보이지 않는 에어로졸이 생기는 것은 피할 수 없다. 액체나 고체가 미세한 방울이 되어 공중을 둥둥 떠다녔으리라. 이런 에어로졸은 효과적으로 바이러스를 운반한다.

큰 시장과 그 안에 빼곡히 들어선 LBM은 대중에게 편리하지만 큰 문제를 안고 있었다. 한 우리에 여러 조류종을 섞어 넣고, 지저분한 우리들을 겹쳐 쌓고, 수많은 새들이 좁은 공간에 우글거리고, 그 자리에서 바로 새를 잡아 가공하는 것은 새들 사이에, 그리고 조류에서 인간으로 바이러스가 전파되는 데 완벽한 조건이다. 신종 인플루엔자 바이러스가 발생하는 데 완벽한 조건이기도 하다.

나는 플럼섬에서 수행했던 실험들을 떠올렸다(6장). 두 가지 인플루엔자 바이러스가 한 마리의 칠면조, 또는 한 마리의 돼지를 동시 감염시키면 새로운 인플루엔자 바이러스가 생겨난다. 생화학적으로 보면 LBM의 효과는 중합효소연쇄반응polymerase chain reaction, PCR과 비슷하다. 헤아릴 수 없이 많은 유전 물질이 복제된다는 점에서 그렇다. 단순한 유전 물질이 아니라 바이러스란 점이 다를 뿐이다.

인플루엔자란 관점에서 볼 때 홍콩에서 특별히 관심을 끄는 또 다른 동물은 돼지였다(지금도 그렇다). 1918년 스페인 독감은 아메리카 대륙의 돼지에게도 전파되었다. 그 뒤로 겨울만 되면 고전적 돼지 독감 유행이 일어났다. 돼지의 H1N1 인플루엔자 바이러스가 전 세계로 퍼졌을까? 더 구체적으로 1970년대 후반 중국 남부의 돼지들에게 그 바이러스가 있었을까? 이 질문의 답을 찾기 위해 켄 쇼트리지와 나는 홍콩에서 돼지의 인플루엔자를 감시하는 프로그램을 시작했다.

홍콩에는 돼지 도축장이 네 곳 있었다. 도축한 돼지의 사체는 길이 방향으로 두 동강 낸 후, 해 뜨기 전에 트럭으로, 심지어 자전거로 대형 시장 식육점까지 배달된다. 그러니까 LBM의 조류와 달리 돼지는 인간과 그리 많이 접촉한다고 볼 수 없다. 후난성, 장시성, 구이저우성, 광둥성 등 중국 남부의 농장에서 기른 돼지는 길면 사흘에 걸쳐 트럭이나 기차에 가득 실린 채 홍콩으로 들어온다. 그 동안 호흡기 병원체가 퍼지더라도 돼지는 도축장에 도착할 때까지 증상을 나타내지 않을 수 있다. 잠복기가 있기 때문이다. 감염될 위험이 가장 높은 사람은 돼지 떼를 다루는 인부와 도축업자다.

인플루엔자 바이러스가 동물의 사체에서 생존할 수 있는 기간은 동물종과 보관 온도에 따라 다르다. 냉동한다면 바이러스는 무기한 생존할 수 있다. 냉장한다면 일주일 이상 살 수 있다. 실온이라면 하루이틀이 한계다. 조류의 사체에는 바이러스가 남아 있을 가능성이 더 높다. 바이러스가 주로 장 속에 머물며, 내장을 발라낼 때 사체가 오염될 수 있기 때문이다. 돼지에서 바이러스는 주로 기관지와 폐에 존재하는데 이 또한 내장을 발라낼 때 함께 제거된다. 가금류든 돼지든 조리하면 바이러스는 사멸한다.

1968년 H3N2 바이러스에 의한 홍콩 독감 팬데믹이 발생하자, 미국 국립보건원은 과학계에 '팬데믹 인플루엔자의 기원과 잠재적인 통제 전략을 찾아달라'고 요청했다. 우리 세인트주드 팀은 켄 쇼트리지와 함께 미국과 홍콩에서 야생 조류, 가금류, 돼지 인플루엔자에 대한 협력 연구를 제안해 5년간 연구비를 지원받았다. 이 연구비로 북아메리카의 야생 철새를 장기간 감시해(4장 및 5장) 인플루엔자 바이러스의 생태학적 원칙을 규명할 수 있었다. 이 원칙들은 현재 널리 인정된다. 하지만 내게 가장 중요한 것은 그 자금으로 쇼트리지와 협력 연구를 할 수 있었다는 점이다.

쇼트리지는 홍콩 대학에 인플루엔자 감시와 연구를 위한 연구소를 두고 있었다. 1977년까지 우리는 LBM에서 다양한 인플루엔자 바이러스 아형을 발견했으며, 그와 함께 닭에게 치명적인 질병을 일으키는 뉴캐슬병 바이러스Newcastle disease virus, NDV를 비롯해 다양한 파라믹소바이러스도 찾아냈다. 모든 바이러스가 겉보기에 건강한 조류에서 분리되었다(주로 오리였지만 일부 닭과 거위도 있었다).[54] 최대 10%의 조류에서 바이러스가 검출되었다. 절반은 인플루엔자, 나머지는 NDV였다. 인플루엔자 바이러스는 13가지 아형이 분리되었는데, 일부는 1968년 홍콩 독감을 일으킨 H3N2와 관련이 있었지만 대부분 조류에서 기원한 바이러스와 관련되었다. 일부는 캐나다 야생 오리에서 발견된 바이러스들과 밀접해, 이 병원체가 전 세계에 퍼지고 있음을 시사했다. 대부분의 인플루엔자 바이러스는 호흡기가 아니라 배설강에서 발견되었다. 쇼트리지는 한 마리의 오리에서 두 가지 인플루엔자 바이러스를 발견하기도 했다. 적혈구 응집소는 같았지만 뉴라민산 가수분해효소가 달랐다. 이 사실은 일찍이 플럼섬 연구에서 예측했듯 인플루엔자 바이러스들이 현실 세계에서 유전 물질을 교환하고 있음을 시사했다.

1976년 홍콩의 한 도축장에서 수행한 연구에서도 매우 중요한 결과를 얻었다. 건강해 보이는 돼지들의 비강에서 채취한 356개의 면봉 검체에서 11종의 인플루엔자 바이러스가 분리되었다. 모든 바이러스가 H3N2였다. 6종은 1968년에 팬데믹을 일으킨 H3N2 바이러스와 항원이 일치했으며, 5종은 그해에 인간 유행을 일으킨 H3N2 홍콩 변종(A/Victoria/3/75)과 비슷했다. 팬데믹 H3N2 바이러스는 1976년 이전에 인간에서 자취를 감추었지만, 돼지 사이에서는 여전히 전파되고 있었던 것이다.[55] 이 연구를 통해 현재 인간에서 유행 중인 인플루엔자 바이러스가 돼지에게도 전파되었음을 알 수 있었다. 돼지 연구에서는 홍콩 LBM에서 발견된 조류 인플루엔자 바이러스는 한 종도 검출되지 않았다.

홍콩 LBM의 조류에서 분리된 인플루엔자 바이러스의 놀라운 다양성이 우연이 아니었음을 확인하기 위해, 쇼트리지는 이듬해에도 연구를 계속했다. 그는 처음의 소견들을 확인했을 뿐 아니라 인간, 말, 돼지 바이러스와 관련된 것들을 포함해서 알려진 인플루엔자 바이러스 아형을 거의 모두 검출했다. 분리된 136종의 인플루엔자 바이러스 중 126종이 사육된 오리에서 발견되었다.[56] 아메리카 대륙의 야생 오리에서 발견된 인플루엔자 바이러스와 관련된 것들이 중국에서는 사육 오리에서 발견된다는 사실은 결국 **오리류가 인플루엔자 바이러스의 전 세계적 보유숙주**임을 시사했다. 나아가 **LBM이야말로 다양한 인플루엔자 바이러스의 게놈이 서로 섞여 신종 인플루엔자 바이러스가 출현하는 것은 물론, 잠재적으로 인간에게도 전파할 수 있는 전염병의 온상**이라는 생각을 다시 한번 뒷받침해 주었다.

9
전 세계를 탐색하다

Searching the world, 1975–95

우리가 건강해 보이는 야생 물새와 가금류에서 인플루엔자 바이러스를 분리하는 데 성공을 거두자 호주, 일본, 소련, 유럽, 미국 등지에서 일반 조류와 수생 조류에 관한 수많은 연구가 발표되었다. 인플루엔자 바이러스는 전 세계 조류에 분포하는 것이 분명했다. 일부 아형은 오리보다 갈매기에서 더 흔했고, 유라시아의 바이러스들은 아메리카 대륙의 바이러스와 뚜렷이 구분되었지만, 세계 어디서든 물새에서 인플루엔자 바이러스를 분리할 수 있었다. 1970년대 중반부터 1990년대 중반까지 인플루엔자 바이러스학자, 생태학자, 수의사들 사이에는 야생 물새가 A형 인플루엔자 바이러스 아형 대부분의 보유숙주라는 사실이 점점 널리 받아들여졌다.

하지만 이 바이러스들이 정말로 인간에게 전파될까? 여기에 대해서는 아직 결정적인 증거가 없었다.

일찍이 1952년에 WHO는 인플루엔자가 전 세계적 보건 문제임을 인식하고 국제 감시 네트워크를 구축했다. WHO 인간 인플루엔자 네트워크는 인간 인플루엔자 바이러스의 기원을 이해하기 위해 돼지와 오리 인플루엔자에 대한 우리 연구를 지원했다.

1975년 1월 1일 멤피스에 위치한 세인트주드 어린이연구병원은 WHO 네트워크 협력 연구 기관으로 지정되어 '인간-동물 접점interface에서 인플루엔자 바이러스 생태학'에 대한 연구를 이어 나가게 되었다. 1962년 연예인 대니 토머스Danny Thomas가 설립한 세인트주드는 무료 진료를 제공하는 어린이암 연구병원으로 알려져 있다. 토머스는 쇼 비즈니스계에서 성공한다면 가망 없는 것들의 수호 성인인 세인트주드의 기념물을 짓겠다는 서원을 했다. 크게 성공한 후 그는 약속을 지키고자 새뮤얼 스트리치Samuel Stritch 추기경을 찾아가 어떤 기념물을 지을지 상의했다. 추기경은 동상 같은 건 세우지 말라고 설득했다. '새들이 몰려와 똥을 눌 거예요. 그런 게 인류에게 무슨 도움이 되겠어요!' 대신 그는 자신이 처음 맡았던 교구인 멤피스에 작은 병원을 짓는 게 어떠냐고 제안했다. 마침내 토머스가 꿈꾸던 병원이 설립되었다. 그리고 설립자의 뛰어난 통찰에 힘입어 '가족이 전혀 비용을 지불하지 않고 어린이암을 완치한다'는 목표 아래 임상 연구와 기금 모금이 만나는 장소가 되었다.

종종 이런 질문을 받는다. "인플루엔자가 소아암과 무슨 상관이 있나요?" 세인트주드 임상연구심사위원회 의장도 내 연구를 처음 검토할 때 똑같은 질문을 했다. 나는 대답했다.

"의장님, 세인트주드에서 우리 어린이들의 목숨을 앗아가는 것이 뭔지 아십니까?"

"암이죠, 주로 어린이 백혈병입니다."

"아닙니다. 가장 많은 어린이의 목숨을 앗아가는 병은 인플루엔자, 홍역, 심지어 감기 등 흔한 감염병입니다. 암 세포를 죽이기 위한 모든 치료가 감염병에 대한 면역을 억제하기 때문이죠."

당시에는 어린이 인플루엔자 치료제가 단 한 개도 없었다. 예나 지금이나 내 목표는 인플루엔자를 이해하고, 그럼으로써 더 우수한 백신과 치료제를 만드는 것이다. 고맙게도 위원들은 만장일치로 우리 연구를 승인하고, WHO에서 우리가 수행하는 역할도 열정적으로 지지해주었다.

1975년 후반 소련-미국 인플루엔자 협력연구 프로그램에 초대받았을 때, 나는 인플루엔자 팬데믹의 기원에 대한 연구를 전 세계로 확장할 기회를 얻었다. 시베리아는 엄청난 수의 물새가 번식하는 곳이다. 우리는 연구소 사이에 과학자들을 교환하고 러시아에서 현장 연구를 벌이는 데 기꺼이 참여했다. 북반구는 초봄이었다.

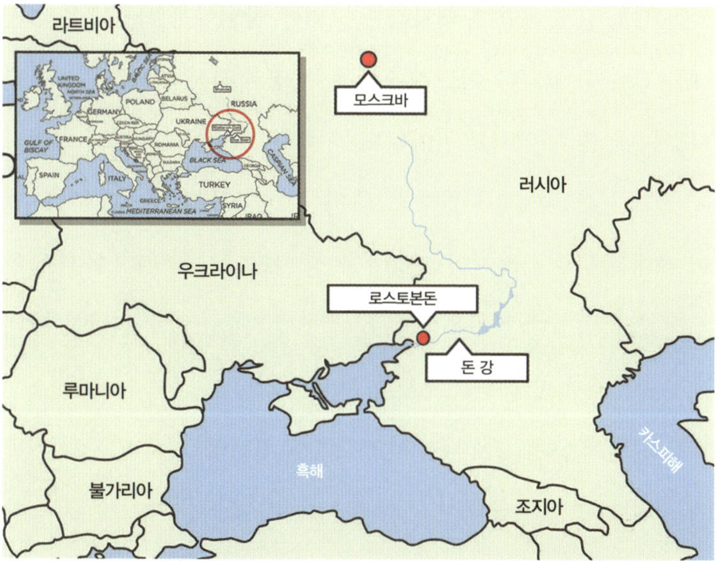

그림 9-1 인플루엔자는 경계가 없다. 이 지도에 1975년 소련과 미국 과학자들이 협력해 돈 강의 야생 물새에서 인플루엔자 감시 활동을 수행했던 두 곳을 나타냈다.

위스콘신 대학 메디슨 캠퍼스의 버나드 이스터데이(Bernard Easterday, '바니')와 함께 모스크바로 날아가 이바노프스키 바이러스학 연구소Ivanovsky Institute of Virology의 디미트리 르보프Dimitri L'vov와 직원들을 만났다. 우리는 아이디어를 나누고, 현장 연구를 계획했다. 연구 장소는 러시아 남동부 로스토본돈Rostov-on-Don 일대의 돈 강Don River이었다(그림 9-1).

철새들은 이 지역에서 겨울을 나고 시베리아의 번식지로 돌아간다. 우리가 물새를 포획한 방법은 고성능 알루미늄 보트에서 총으로 쏘는 것이었다. 보트마다 세 명씩 올라탔다. 한 사람은 모터를 작동하고, 한 사람은 뱃머리에서 새를 쏘고, 나머지 한 사람은 총에 맞은 새를 건져 올렸다. 왜가리류, 오리류, 물닭류를 비롯해 온갖 물새를 잡을 수 있었다. 어느 오후에는 두 명의 러시아 동료들과 함께 나갔는데, 둘 다 영어를 한마디도 못했다. 그날은 새조차 한 마리도 못 잡았다. 엄청나게 추웠다. 동료 하나가 갑자기 물살을 헤치고 걸어 갈대 속으로 사라지더니, 30분 이상 나타나지 않았다. 몹시 당황스러웠다. 마침내 돌아온 그는 품속에서 자랑스럽게 뭔가를 꺼내 보여주었다. 몸을 데워줄 보드카 한 병!

모두 합쳐 25종, 321마리의 조류를 포획했다. 일단 인후와 기관에서 면봉 검체를 채취하고, 폐, 간, 장에서 조직을 떼어낸 후, 흉강에서 혈액을 채취했다. 다양한 조류의 검체를 채취하는 데 같은 도구를 반복 사용했으므로, 교차 오염을 줄이기 위해 새로운 새로 넘어가기 전에 기구들을 100% 알코올에 담갔다가 불을 붙였다. 나는 걱정스러웠다. 이런 식으로 멸균하려면 같은 과정을 세 번 이상 반복해야 한다고 배웠던 것이다. 마지막 날 오후, 현장 연구의 성공을 자축하는 자리에서 모든 것이 명백해졌다. 보드카가 떨어지자 러시아 과학자들은 멸균용 알코올을 꺼냈다. 파티는 밤 늦게까지 계속됐다.

협력 연구 결과 물새들이 실제로 인플루엔자 바이러스의 전 세계적 보유숙주임이 확인되었다. 321마리의 새에서는 인플루엔자 바이러스가 검출되지 않았지만, 일부 새의 혈청에서 다양한 바이러스 아형에 대한 항체가 발견된 것이다.[57] 조류의 인플루엔자 감염은 대략 사람과 비슷한 기간 동안 지속되므로, 철새에서 바이러스

입자를 검출하려면 딱 맞는 시간에 딱 맞는 장소에 있어야만 한다.

가장 중요한 질문은 다양한 A형 인플루엔자 바이러스 아형이 한 조류 집단을 감염시킨 후 '휴지기' 동안 어디서, 어떻게 명맥을 이어가느냐는 것이었다. 한 가지 가능성은 극지방에서 냉동 상태로 버티는 것이었다. 그렇다면 남극의 펭귄이야말로 궁극적인 인플루엔자 보유숙주가 아닐까? 이 가능성을 조사하기 위해 나는 뉴질랜드 오타고 대학 보건연구위원회의 프랭크 오스틴Frank Austin, 토니 로빈슨Tony Robinson과 팀을 이루어 뉴질랜드 남극 프로그램에 지원했다. 아델리펭귄Pygoscelis adeliae, 남극도둑갈매기Catharacta antarctica, 웨델바다표범Leptonychotes weddellii에서 면봉 및 혈액 검체를 채취해 인플루엔자 감염의 증거를 찾는 프로젝트였다. 이 계획은 1986년 1월 남극의 여름에 맞추어 승인되었다. 미국 해군이 크라이스트처치와 스콧 기지(뉴질랜드의 남극 연구 기지) 사이를 오가는 비행편을 제공했다.

탑재 관리자가 허큘리스 수송기에 우리를 몰아넣던 순간을 잊을 수 없다. 비상시를 대비해 소위 '남극 복장'을 죄다 껴입은 우리는 스스로 펭귄이 된 것처럼 뒤뚱거렸다. 거대한 상자들이 바닥에서 천장까지 기내를 가득 채우고 있었다. 말이 좋아 좌석이지 비행기 동체에 거미줄 모양으로 걸쳐 놓은 밧줄에 불과했다. 엔진 소음이 어찌나 큰지 귀마개를 해도 아무 소용이 없었다. 몇 시간 뒤 나는 난생처음 얼음으로 된 활주로에 착륙했다. 하늘이 눈부시게 맑았다. 모든 것이 짜릿할 정도로 흥미진진했다.

스콧 기지에서의 첫 번째 활동은 생존 훈련이었다. 둘째 날 오후 헬리콥터를 타고 가 빙하 위 설원에 내렸다. 다시 한번 남극 복장을 완전히 갖추고 생존 식량, 침낭, 접이식 눈삽을 지닌 채였다. 임무는 하룻밤을 지낼 대피소를 만드는 것이었다. 헬기는 이튿날 다시 올 것이었다. 오스틴과 나는 눈 속에 굴을 파기보다 이글루를 만들기로 했다. 꽤 편안한 쉼터였다. 유일한 문제는 내 카메라였다. 침낭 안에 넣지 않았더니 전자 장치가 얼어붙어 있었다.

로스섬의 베르데 곶Cape Verde에 서식하는 아델리펭귄과 도둑갈매기 무리에서 검체를 채취했다. 스콧 기지에서는 상당한 거리여서 헬리콥터를 타고 갔다. 착륙했을 때 눈에 들어온 광경은 실로 놀라웠다. 해빙이 깨져서 만들어진 연안 둔덕 사이로 아델리펭귄들이 바다에서 날아 나오는 듯했다. 녀석들은 길게 줄지어 둥지가 있는 거대한 서식지로 뽐내듯 걸어갔다. 그곳에서는 작은 돌을 서로 차지하려고 다투느라 정신이 없었다.

그곳에 지어진 오두막 안에만 머물러야 한다고 들었는데, 놀랍게도 라디오 뉴질랜드 팀에서 며칠째 오두막을 차지하고 있었다. 방송국 친구들이 텐트를 내주었다. 추울까 봐 걱정했지만, 남극용 텐트는 이중벽인 데다 남극용 침낭도 마찬가지여서 오히려 찬바람이 들어오게 입구를 열어 놓아야 했다.

아델리펭귄은 키가 우리 무릎 높이에 불과한 데다, 우리가 와서 잡아 주기를 기다리는 것처럼 보였다. 하지만 잡으려고 했더니 놀랄 정도로 억세게 저항했다. 한 사람이 한 마리를 붙잡고 인후부와 배설강 양쪽에서 면봉 검체를 채취하고 피를 뽑기는 엄청나게 힘들었다.

서식지 주변에서 아델리펭귄 새끼를 채가려고 어슬렁대는 도둑갈매기는 긴 막대기로 잡았다. 역시 면봉 검체를 채취하고 피를 뽑은 후 놓아주었다(그림 9-2).

스콧 기지 주변에서 웨델바다표범의 검체를 채취할 때는 스노모빌을 타고 해빙 가장자리까지 정찰을 나갔다. 놈들을 발견하면 시끄러운 스노모빌을 조금 떨어진 곳에 세워놓은 후 걸어서 접근했다. 웨델바다표범은 거대한 동물이다. 몸 길이는 3.5미터에 이르고, 무게는 550킬로그램이 넘는다. 우리의 전략은 잠든 바다표범 위로 살금살금 기어올라가 커다란 마대를 머리에 뒤집어씌우는 것이었

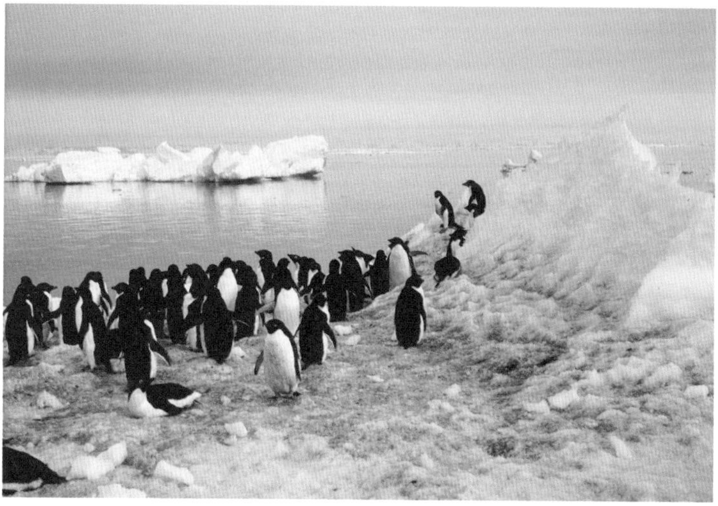

그림 9-2 남극 로스섬 베르데 곶의 아델리펭귄. 키가 우리 무릎 높이 정도밖에 안 되지만 검체를 채취하려면 두 사람이 나서서 붙잡아야 할 정도로 억셌다!

다. 한 사람이 자루를 붙잡고 있는 동안 다른 사람이 꼬리에서 혈액을 채취한 후, 잽싸게 머리 쪽으로 가서 자루를 살짝 들어 올리고 코에서 면봉 검체를 채취했다. 약간 위험하게 들릴 것이다. 처음에는 우리도 상당히 걱정했지만 알고 보니 바다표범은 아주 온순했다.

세 가지 동물종에서 채취한 200개 이상의 검체에서는 인플루엔자 바이러스가 분리되지 않았다. 하지만 아델리펭귄과 도둑갈매기의 약 10%에서 혈청 내 항체가 검출되어 과거 언젠가 감염되었음을 알 수 있었다.[58] 아델리펭귄에서는 인플루엔자 바이러스 H10 아형에 대한 항체가, 도둑갈매기에서는 N2 아형에 대한 항체가 검출되었다. 아델리펭귄에서는 파라믹소바이러스도 분리되었다. 웨델바다표범의 혈청에서는 항체가 검출되지 않았다.

그 결과는 그레이트 배리어 리프의 도요물떼새 연구를 연상시켰다. 결국 아델리펭귄과 도둑갈매기도 인플루엔자에 걸릴 수 있는 것이다. 다만 이들을 감염시키는 바이러스를 분리하려면 보다 체계적인 검체 채취 과정이 필요했다. 실제로 2013년에 다른 연구팀이 아델리펭귄에서 H11N2, 턱끈펭귄에서 H5N5 인플루엔자 바이러스를 분리했다.[59]

20년 조금 넘는 기간 동안(1975~96년) 인플루엔자 과학자들과 WHO는 인간, 돼지, 가금류에서 인플루엔자를 감시하는 데 중국과 적극적으로 협력했다. 중국 과학자들 역시 국제 연구 공동체에 참여하는 데 관심이 있었다. WHO의 인간 인플루엔자 국제 감시 시스템이 제공하는 정보가 인플루엔자 백신 제조에 도움이 된다는

파라믹소바이러스/오르토믹소바이러스

파라믹소바이러스는 인플루엔자 바이러스가 속한 오르토믹소바이러스와 다른 과科에 속한다. 일단 유전자가 분절화되어 있지 않다. 하지만 적혈구 응집 특성은 인플루엔자 바이러스와 같다. 다른 차이점은 유전적으로 안정적이라서 현저한 유전적 변이를 나타내지 않는다는 것이다.
파라믹소바이러스는 인간에서 호흡기 질환, 볼거리, 홍역을 일으키며, 개의 디스템퍼, 소의 린더페스트, 가금류에서는 호흡기 질환을 일으킨다. 가금류 바이러스 중 가장 잘 알려진 것은 뉴캐슬병 바이러스다. 뉴캐슬병은 중증도가 다양해 경증일 수도 있지만 치사율이 100%에 이르기도 한다. 뉴캐슬병 바이러스와 다른 파라믹소바이러스들은 인플루엔자 바이러스처럼 야생 조류에서 가벼운 질병을 일으킨다.

것을 깨달았기 때문이다. 1987년 중국은 WHO 글로벌 프로그램에 적극적으로 참여해 자국에서 분리한 인간 바이러스 표본을 제공했다. 이 바이러스들을 다른 지역에서 분리된 균주와 비교해 백신을 변경해야 할지 결정할 수 있었다. 이 무렵 중국은 이미 주요 공여국이었다. 1987년에서 2005년까지 WHO에서 백신에 포함시킬 것을 권고한 균주 중 적어도 하나 이상은 중국에서 공여한 것이었다. 과학적 교류 역시 활발해져 1980년대 초에는 중국 보건부 후원을 받아 중국 과학자들이 WHO 협력센터를 교환 방문하기 시작했다. 이런 방문은 현재까지 계속되고 있다(그림 9-3).

WHO와 협력을 강화하기 위해 중국 보건부는 해외 과학자들이 베이징, 우한, 상하이, 후저우, 선전의 공중보건 및 지방자치체 방역

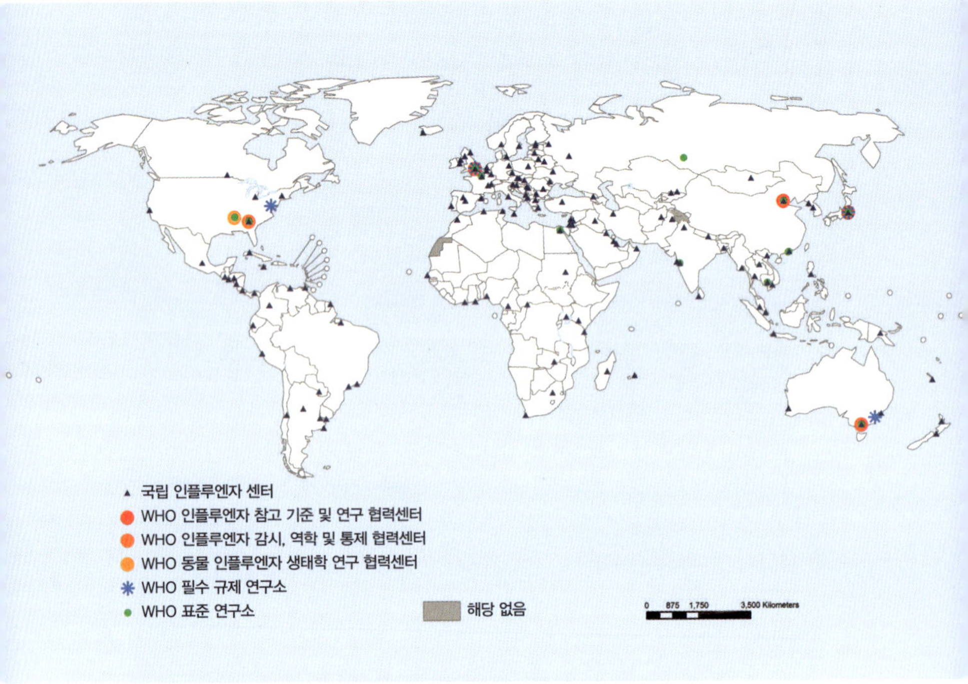

그림 9-3 세계보건기구(WHO) 국제 인플루엔자 감시 대응 시스템(GISRS)은 네트워크의 중추를 이루는 144개 국립 인플루엔자 센터로 구성된다. 협력센터는 여섯 곳이다. 네 곳은 참고 기준 및 연구, 한 곳은 동물 인플루엔자 바이러스의 생태학 연구, 한 곳은 인플루엔자 감시, 역학 및 통제를 담당한다. 또한 네 곳의 WHO 필수 규제 연구소와 열세 곳의 H5 표준연구소가 있다. 협력센터들은 매년 두 번 회의를 열어 백신에 포함시킬 인플루엔자 바이러스를 권고한다. 출처: 세계보건기구

센터를 방문하도록 주선했다. 나도 여기 참여했다. 회의는 매우 생산적이어서 중국의 인간 인플루엔자 감시와 통제를 위한 아이디어와 방법을 공유하면서, 강력한 협력 관계를 구축하는 데 큰 도움이 되었다. 또한 기술 방문을 통해 쿤밍, 우한, 쓰촨, 구이저우, 광둥성의 돼지 인플루엔자 감시 협력을 비롯해 돼지와 가금류 인플루엔자 생태학에 대한 이해를 더욱 심화할 수 있었다.

이 프로그램 덕에 중국 남부 난창 시에 있는 장시의과대학Jangxi Medical College 소속 난난 저우Nannan Zhou와 릴리 슈Lili Shu 등 두 과학자가 대학과 지방 정부의 후원을 받아 1970년에 레이버와 내가 수행한 몇몇 실험을 설계해주었다. 첫 번째 연구는 집에서 돼지를 치는 여성들에서 그렇지 않은 여성들보다 인플루엔자에 감염되었다는 증거를 더 많이 찾을 수 있는지 밝히는 것이었다.

인플루엔자 바이러스는 매주 각 지역 여성 병원에서 분리했고, 호흡기 감염으로 병원을 찾은 여성 중 집에서 돼지를 치지 않는 사람은 혈액 검체를 채취했다. 연구 결과 집에서 돼지를 치는 여성과 치지 않는 여성 사이에 인간 인플루엔자 감염 빈도는 차이가 없었다.[60] 이 연구에서는 그 밖에 세 가지 중요한 소견이 관찰되었다. 첫째, 남중국 중부 지역에서 인플루엔자 유행은 매년 두 번의 피크를 나타냈다. 한번은 겨울(11월~3월), 한 번은 여름(7월~9월)이었다. 둘째, 집에서 돼지를 치는 여성 중 최대 25%가 조류 인플루엔자 바이러스인 H7에 항체를 갖고 있었다. 세 번째 소견은 WHO 국제 네트워크에 실제로 기여했다. 여성들에게서 분리된 바이러스 중 하나가 H3N2의 변종인 신종 바이러스로 밝혀져 그해 WHO에서 권고한 백신 균주 중 하나로 선정되었던 것이다.

두 번째 연구는 1996년에 수행되었다. 자녀가 1~3명이고 집에서 돼지와 오리를 키우는 20개 가족을 대상으로 했다. 이 가족들에서 인플루엔자는 겨울에 큰 피크를, 여름에 작은 피크를 나타냈다. 인간과 돼지 모두 당시 중국에서 유행하던 인간 바이러스인 홍콩

H3N2 균주에 낮은 발병률을 나타냈다. 집오리에서는 네 가지 인플루엔자 바이러스 아형이 분리되었다. 오리의 전체 발병률은 놀랄 정도로 낮아서 0.9%에 불과했다. 이전에 LBM에서 집계한 것보다 훨씬 낮은 수치였다.[61] 오리에서 발견된 바이러스 중 하나는 H7N4였는데, 검사한 154명 중 8명에서 이 바이러스에 대한 항체가 검출되었다.

우리가 알아낸 가장 중요한 사실은 집오리의 인플루엔자 발병률이 LBM에서 팔리는 사육 오리보다 훨씬 낮다는 것, 그리고 인간도 오리를 감염시킨 바이러스에 감염되었다는 뚜렷한 증거가 있지만 (체내에 항체가 존재하므로) 아무런 증상을 나타내지 않았다는 것이다. 오리의 인플루엔자는 드물게 한 집안에 사는 어린이들에게 전파되었지만, 병을 일으키지는 않았다. 같은 기간에 난창의 여러 LBM에서 인플루엔자 바이러스를 감시한 결과 사실상 홍콩과 같은 소견이 관찰되었다.

난창 가족 연구는 인간-동물 인플루엔자 접점에 대한 이해를 크게 넓혔다. WHO에서 전 세계에 보급하는 인간 백신에 인간 H3N2 인플루엔자 바이러스를 권고하는 계기가 되었고, 오리와 돼지를 치는 가정에 비해 LBM에서 인플루엔자가 인간에게 전파될 가능성이 훨씬 높다는 것을 확인해주었던 것이다.

10 결정적 증거

The smoking gun

1990년대가 되자 야생 물새의 인플루엔자 바이러스가 가금류와 돼지의 인플루엔자를 일으킬 수 있다는 생각이 널리 받아들여졌다. 하지만 조류 바이러스가 인간 인플루엔자 유행을 일으킨다는 개념을 연구비 지원 기관에 설득하려면 갈 길이 멀었다. 어느 누구도 그런 일이 실제로 일어났다는 증거를 갖고 있지 않았다. 그러다 하루아침에 모든 것이 바뀌었다. 1997년 홍콩에서 한 어린이가 사망했던 것이다.

1997년 5월 21일 세 살 난 남자 아이가 홍콩 퀸 엘리자베스 병원 Queen Elizabeth Hospital 중환자실에서 숨을 거두었다. 사인은 인플루엔자였다. 소년은 갑작스럽게 발병하기 전까지 아무 문제없이 건강했다. 입원 5일째, 고열과 함께 바이러스성 폐렴이 시작되었다. 양쪽 폐에 삼출액이 가득 찼고, 결국 소년은 목숨을 잃었다.

홍콩 공중보건 검사실을 이끄는 윌리나 림Wilina Lim은 소년의 인후 검체에서 인플루엔자 바이러스를 분리했지만, 과거 유행했던 인간 인플루엔자 바이러스 중에는 일치하는 것이 없었다. 조지아주 애틀랜타에 있는 미국 질병통제예방센터CDC도 마찬가지였다. 림은 바이러스를 네덜란드 국립 인플루엔자 센터로 보내 오래도록 인플루엔자 감시 활동을 함께 했던 얀 더 용Jan de Jong에게 동정을 부탁했다. 더 용과 동료인 아프 오스테르하우스Ab Osterhaus는 알려진 모든 인플루엔자 바이러스의 적혈구 응집소와 뉴라민산 가수분해효소 항혈청을 세인트주드에서 제조했다는 걸 알고 있었다. 그들은 우리에게 연락해 항혈청을 요청했다. 이내 그 바이러스가 조류 인플루엔자 바이러스 H5N1과 비슷하다는 것이 밝혀졌다. 그때까지 H5N1은 닭과 오리에서만 분리되었는데, 닭이 감염될 경우 치사율이 100%에 이르렀다. 검체가 오염된 것이 아닐까? 더 용은 직접 홍콩 검사실을 방문해 오염 여부를 조사했다. 오스테르하우스와 함께 애초에 검체를 채취했던 면봉까지 살펴보았다. 면봉에서는 여전히 치명적인 H5N1 조류 인플루엔자 바이러스가 검출되었다.

그때까지 H5N1 유행은 세 곳의 홍콩 가금류 농장에서 보고되었다. 감염된 닭의 폐사율은 70~100%에 이르렀지만, 사망한 어린이는 이 농장들과 어떤 식으로도 접촉한 적이 없었다. H5N1 바이러

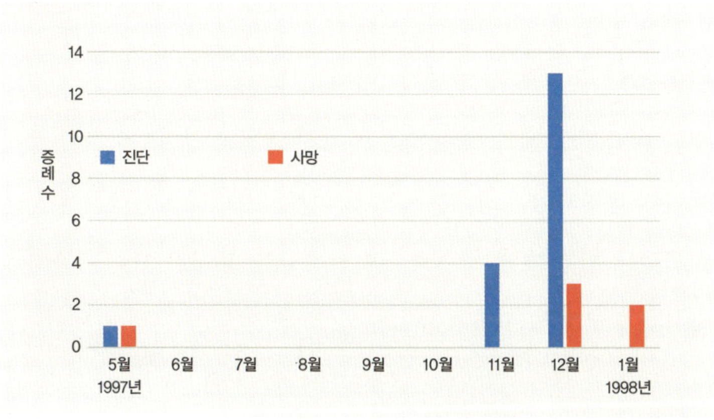

그림 10–1 1997년 5월 홍콩에서 한 어린이가 사망한 후 H5N1 인플루엔자 후속 인간 증례 발생 경과.

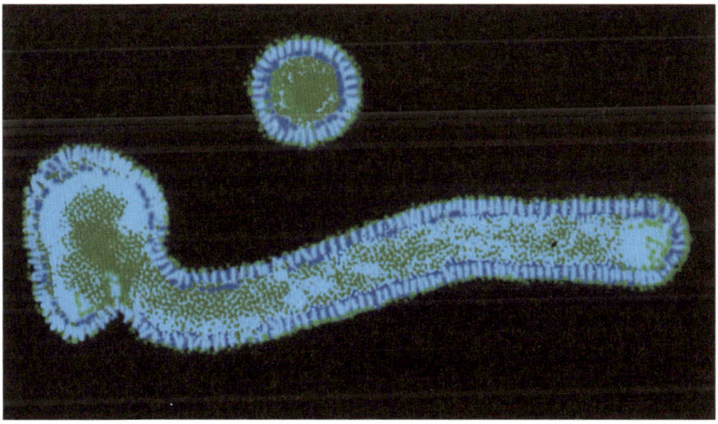

그림 10–2 1997년 5월 21일 홍콩에서 사망한 3세 소년에서 분리된 H5N1 인플루엔자 바이러스의 전자 현미경 사진. 기다란 실 같은 모습(섬사상, 纖絲狀)과 구형인 모습을 볼 수 있다.
사진 제공: 고팔 무르티(Gopal Murti)

스에 의한 첫 번째 인간 감염으로 기록된 이 증례는 심각한 우려를 불러일으켰다. 나 역시 이 일이 다가올 팬데믹을 경고하는 것이 아닐지 몹시 근심스러웠다.[62]

다행히 H5N1 바이러스는 소년의 가족이나 의료진에게 전파되지 않았다. 당장 추가 증례가 발생하지도 않았다. 하지만 6개월이 지난 1997년 11월과 12월에 걸쳐 다시 열일곱 명이 H5N1 인플루엔자에 감염되어 그중 다섯 명이 사망했다. WHO 인플루엔자 네트워크는 최고 경계 태세에 돌입했다. 무시무시한 신종 인플루엔자가 출현한 것이다(그림 10-1, 10-2).

나는 유행 소식을 토요일 아침에 들었다. 텃밭에서 퇴비를 만들고 있는데 아내가 전화기를 갖다주었다. CDC 인플루엔자 부서장인 낸시 콕스Nancy Cox가 홍콩에서 중증 인플루엔자 환자가 여섯 명 발생했으며, 그중 절반은 중환자실에 있고 한 명은 이미 사망했다는 소식을 전했다. 이 사건이야말로 우리가 오래 찾아 헤매던 결정적인 증거라고 확신했다. 즉시 동료인 켄 쇼트리지에게 전화해 홍콩 팀에 합류해도 될지 물어본 후, 이튿날 비행편을 예약했다.

홍콩에 도착하자 모두가 다가올 7월에 영국이 중국에 홍콩을 반환하는 데 정신이 팔려 있었다. 전환 기간 동안은 신규 인력을 채용할 수 없었으므로 쇼트리지 연구실은 인력 부족에 시달렸다. 할 일은 너무나 명백했다. 즉시 LBM으로 가서 조류 검체를 채취하고, 결과를 농수산부 및 보건부와 공유해야 했다. 검체를 채취하고, 바이러스를 분리하고, 그것을 생후 10일 된 닭 배아에 접종하고, 바이러스가 존재하는지 검사하는 일에는 모두 숙달된 인력이 필요했지만, 그런 사람을 구하기는 힘들었다. 홍콩에 도착한 첫날 밤 나는 내내 전화통을 붙들고 있었다. 내가 교육시킨 일본과 중국의 젊은 과학자들에게 지금 하는 일을 내려놓고 최대한 빨리 합류하라고 설득했다. 필요한 인력을 최대한 끌어 모아야 했다.

인플루엔자 바이러스의 생태학에 관한 WHO 협력센터가 되려면 두 가지 의무를 이행해야 한다. 첫째는 인간-동물 접점 연구 분야에서 젊은 과학자들을 교육하는 것이고, 둘째는 국제적으로 다른 과학자들과 협력하는 것이다. 내게 가장 큰 협력 기회는 일본 홋카이도 대학 출신 수의사인 기다 히로시Kida Hiroshi가 2년씩 두 번 내 연구실에 방문 과학자로 왔을 때였다(1980~81년과 1986~87년). 그는 인간 인플루엔자 팬데믹이 일어나는 데 돼지가 중요한 역할을 한다는 것과 조류 바이러스와 과거 인간 균주 사이에 유전자 재편성이 일어나 팬데믹 바이러스가 생겨난다는 이론을 강력히 지지했다. 또한 가금류에서 치명적인 인플루엔자 바이러스가 유행할 때는 백신으로 통제하기보다 살처분할 것을 강력하게 주장하기도 했다. 홋카이도 대학으로 돌아간 그는 학과장을 거쳐 결국 학장이 되었다. 현재는 일본 아카데미 회원이자 홋카이도 대학 인수공통 전염병 연구센터 소장을 맡고 있다. 그가 내게 준 가장 큰 선물은 가장 영리하고 성실한 대학원생들을 세인트주드로 보내 내 연구실에서 공부시킨 것이다. 1997년 홍콩에서 모든 것을 내려놓고 합류하라고 전화했던 젊은 과학자들이 바로 이들이었다.

젊은 바이러스학자들이 앞다투어 뛰어들었다. 이토 토시Ito Toshi와 다카다 아야토Takada Ayato가 일본에서 즉시 날아왔다. 홋카이도 대학 출신 첫 번째 박사후 연구원 중 한 명으로 당시 세인트주드 교수였던 가와오카 요시로Kawaoka Yoshiro와 중국의 박사후 연구원 가오 펭Gao Peng 역시 팀에 합류했다. 그들 네 명과 쇼트리지, 그리고 나까지 모두 여섯 명이 초기 연구팀을 구성했다. 모두가 홍콩에서 벌어진 일의 중요성을 잘 알고 있었으며, 모두가 신종 인플루엔자 바이러스를 연구하고 싶어했다. 누군가는 주사기와 액체로 가득 찬 튜브를 비롯해 온갖 장비로 가득 찬 여행용 가방을 갖고 공항을 통과할 수 있을지 불안해했지만, 다행히 수하물 검색에 걸리지 않았다.

정작 걱정에 휩싸인 것은 나였다. 앞날이 창창한 젊은 과학자들을 인플루엔자 바이러스가 날뛰는 현장으로 불러 모았으니 마음이 편할 리 없었다. 비상 사태에 대비해 우리는 첫 번째 인간 증례(홍콩의 3세 소년)에서 분리한 H5N1 바이러스를 포르말린으로 처리해 농축 백신을 만들었다. 모든 팀원이 홍콩에 도착한 날, 우리는 그 백신을 각자의 콧속에 떨어뜨려 자가접종하기로 했다. 당연히 내가 처음 진찰대에 누웠다. 홍콩 대학의 존 니콜스John Nicholls가 내 코에 백신을 떨어뜨리면서 이렇게 물었다. "근데 말이죠, 이 백신 속 H5N1 바이러스가 모두 죽은 게 **확실해요**?" 그렇게 깊은 불안을 느껴본 적은 없었다. 우리는 닭 배아에서 그 백신을 두 번 검사했지만, 동물이나 인간을 대상으로 시험해 보지는 않았다. 나는 벌떡 일어나 다른 사람들은 하루 기다려 본 뒤에 접종하자고 제안했다. 기꺼이 기니피그 역할을 할 생각이었다.

모두가 감염된 조류를 다루었지만 아무도 인플루엔자에 걸리지 않았다. 몇 년 뒤 나는 H5N1 백신 임상시험에 참여했는데, 그때 측정해보니 항체 수치가 매우 높았다. 홍콩에서 맞은 백신의 효과가 계속되고 있었던 것이다. (LBM이나 실험실에서 일할 때 감염을 피하는 다른 방법은 바이러스 증식 억제제인 리만타딘을 매일 복용하는 것이다. 우리는 그 대신 백신을 사용하는 쪽을 택했다.)

1997년 홍콩에는 1,000곳이 넘는 LBM이 있었다. 쇼트리지와 우리 국제 연구팀은 농수산부 승인을 얻어 인플루엔자 유행 전에 환자들의 가족이 들렀던 곳을 비롯해 주룽과 홍콩 주요 구역에 있는 여섯 곳의 대형 시장에 연구를 집중했다. 홍콩 섬에 있는 센트럴 마켓과 스미스필드 시장도 포함되었다. 센트럴 마켓에서 취급하는 조류종은 전형적이었다. 닭, 오리, 거위, 메추라기와 비둘기, 약간의 뿔닭, 바위자고, 꿩이 있었다. 모든 조류가 건강했다. 깃털이 헝클어지고 빠지거나, 바닥에 누운 개체는 하나도 없었다. 농수산부와 점포주들의 허락을 얻어 인후와 분변 검체를 채취했다.

조사 중 두 가지 어려움이 있었다. 하나는 알려진 병원체에 전혀 감염되지 않은 생후 10일 된 유정란을 구하는 것이었다. 인플루엔자 바이러스를 분리하려면 이런 소위 '무특이병원체 specific pathogen free, SPF' 유정란이 있어야 했다. 처음에는 농수산부에 있는 우리 동료들이 공급해주었지만, 이내 수요가 공급을 넘어버렸다. 결국 호주에서 유정란을 항공 수송했다. 또 다른 문제는 홍콩대학 퀸 메리 병원Queen Mary Hospital 미생물학과에 실험 시설이 부족하다는 것이었다. 예컨대 연구자와 실험실이 바이러스에 오염되지 않도록 몇 단계의 여과 장치와 기류 제어 장치를 갖춘 생물 안전성 캐비닛이 딱 한 개밖에 없었다. 애초에 치명적인 바이러스를 대량 취급하도록 설계되지 않았으니 당연한 일이다. 관계자들은 신속한 업그레이드를 위해 공사팀을 조직했다. 그들이 실험실에 특수 공기 여과 장치를 설치하는 동안, 우리는 미국에서 생물 안전성 캐비닛들을 항공 수송해 왔다. 공사팀이 크리스마스와 새해 첫날에도 쉬지 않고 일해준 덕에 최단시간 내에 필요한 시설을 갖추고 검사까지 마칠 수 있었다.

우리는 알려진 모든 인플루엔자 바이러스의 적혈구 응집소와 뉴라민산 가수분해효소를 동정할 수 있는 표준 혈청을 제조한 바 있었다. 첫 번째 검체를 유정란에 접종하고 이틀이 지나자 이렇듯 광범위한 준비 작업과 세심한 실험 방법이 결실을 보기 시작했다. 홍콩 센트럴 마켓 내 LBM의 건강한 닭과 일부 오리에서 몇 종의 인플루엔자 바이러스가 분리된 것이다. 가장 먼저 분리된 바이러스는 모두에게 놀라움을 안겼다. H5N1이 아니라 H9N2였다. 검사가 진행되자 H5N1과 H9N2가 그곳의 주요 인플루엔자 바이러스임이 드러났다. H5N1의 중요성은 의심할 여지가 없었지만, H9N2가 관련되었으리라고는 전혀 예상하지 못했다.

LBM에서 H5N1이 발견되었습니다. 우리는 즉시 보건부와 농수산부에 보고했다. 물론 그들은 H5N1이 정말로 사람들 사이에 유행하면서 심각한, 심지어 치명적인 결과를 나타내는 바이러스가 맞느냐고 물었다. 그 질문에 답하기 위해 이제 우리는 훨씬 정밀한 유전자 염기서열 분석 장비들을 맘대로 쓸 수 있었다. 바이러스의 유전 물질을 추출해 변성시킨 후 가장 빠른 비행기를 잡아타고 멤피스로 돌아갔다. 주말 동안 그곳 실험실에서 인간과 닭 H5N1 바이러스의 염기서열을 판독할 수 있었다. 구체적으로 적혈구 응집소의 유전 부호를 알아냈다.

월요일 오후 나는 답을 갖고 홍콩으로 돌아갔다. 닭과 인간에서 채취한 바이러스 검체의 H5 단백질은 사실상 동일했다. LBM의 조류에서 분리된 바이러스가 바로 인간의 고병원성 H5 인플루엔자 바이러스였다.

그 사이에 쇼트리지와 국제 연구팀은 여섯 곳의 LBM에서 모두 검체를 채취해 놓았다. 모든 LBM에서 H5N1 바이러스가 검출되었으며, 많은 곳은 닭의 20%가 감염되어 있었다.[63] 인간 인플루엔자 유행의 가장 유력한 근원지를 발견한 것이다.

H5N1 '조류독감'에 감염된 사람의 연령은 1세에서 60세까지 다양했다. 초기 증상은 고열과 상기도 감염 증상으로 전형적인 인플루엔자와 같았지만, 환자의 절반 이상에서 질병이 진행해 심한 폐렴과 함께 구토, 설사, 간기능 및 신기능 저하가 나타났다. 18명의 감염자 중 6명이 사망했다.

홍콩 보건부 국장인 마거릿 챈Margaret Chan은 보건, 환경, 농수산부 등 관련된 모든 정부 부처의 고위직으로 위원회를 구성했다. 대학의 고위직 과학자들과 제네바, 애틀랜타, 멤피스에 있는 WHO 연구소의 대표들도 참여했다. 인상적인 인적 구성이 아닐 수 없었다. 모든 관계자가 한자리에 모여 모든 정보를 검토하고 향후 계획을 수립해야 한다는 뜻이었다.

모든 정보를 취합하자 닭에서 유래한 치명적인 H5N1 인플루엔자 바이러스가 인간에게 퍼지고 있으며, 사망률이 30%에 이른다는 점이 분명해졌다. 질병은 LBM을 통해 퍼지고 있었다. 의심할 여지가 없었다. 그곳이야말로 수많은 사람이 살아 있는 가금류와 접촉하는 장소였다. 가장 큰 우려는 바이러스가 인간에서 인간으로 전파되는 것이었다. 그렇게 되는 날에는 전 세계적인 재앙으로 이어질 터였다.

결정적인 순간이 다가왔다. 홍콩의 신계에 위치한 가금류 농장에서 폐사한 닭들이 조류독감으로 진단된 것이다. 닭들을 추적한 결과 LBM과의 관련성이 드러났다. 수많은 회의 끝에 챈과 위원회는 보건부 장관에게 모든 LBM를 폐쇄하고, 홍콩의 모든 가금류를 살처분해 매장할 것을 권고했다. 엄청난 작업이었다. 시민들의 삶에도 큰 불편을 야기했지만, 효과는 극적이었다. 더 이상 H5N1 조류독감에 감염된 사람이 나오지 않았다. 유행을 일으킨 H5N1 바이러스 균주는 자취를 감추었다.

그 와중에도 마음 가벼운 순간이 있었다. 가금류를 대량 살처분하는 동안 나는 잠시 언론을 따돌리기 위해 미끼 역할을 했다. 살처분은 12월 27일 주룽의 도매시장에서 시작되었다. 시장으로 통하는 출입구들을 폐쇄했기 때문에, 전 세계 언론이 그 앞에 몰려 인터뷰를 따고 사진을 찍기 위해 아우성쳤다. 시장 안에서는 정부 관계자들이 바삐 움직였다. 쇼트리지와 WHO의 클라우스 슈토어Klaus Stohr, 우리 팀 멤버들은 살처분할 조류가 가득 실린 트럭마다 대표성 있는 숫자의 검체를 채취하느라 정신이 없었다. 불쾌하고 시간이 많이 걸리는 작업이었다. 마침내 일을 끝냈을 때까지도 시장 밖 도로는 언론사 차량, TV 카메라, 기자와 사진 기자들로 발 디딜 틈이 없었다.

산더미처럼 쌓인 죽은 닭들의 사진이 흘러 나가는 것만은 막고 싶었다. 매우 마음 불편한 장면일 터였다. 내가 짧은 연설로 언론의 주의를 분산시키기로 했다. 우리가 하는 일이 공중보건에 얼마나 중요한지, 치명적인 H5N1 인플루엔자 바이러스가 수많은 사람에게 퍼지는 것을 어떻게 막았는지 설명할 작정이었다. 밝은 노란색 지프를 연단으로 삼아 올라서자 출입문이 열렸다. 연설을 마치자 짧은 질의응답이 이어졌다. 이제 지프는 나를 태운 채 다음 살처분 현장으로 가는 척 자리를 떴다. 당연히 TV 방송국 차량이 긴 행렬을 이루며 따라왔다. 조금 달린 뒤 지프는 한 창고로 들어갔다. 거기서 나는 작은 차로 바꿔 타고 줄행랑을 놓았다. 그 사이에 우리 일행은 들키지 않고 다음 장소로 향했다.

이튿날 고열이 났다. 혹시 바이러스에 감염되었을까? 더럭 겁이 났지만, 다행히 인후 면봉 검사에서 음성이 나왔다. 전에 맞은 백신이 나를 보호해주었는지도 모른다.

이 유행에서 당혹스러운 측면은 인간이 계속 감염되는 동안 LBM에는 병들거나 죽은 닭이 나오지 않았고, 그럼에도 검체를 채취한 닭의 최대 20%에서 바이러스가 분리되었다는 점이었다. 더욱이 닭에서 분리한 H5N1 바이러스로 격리 실험실에서 다시 닭들을 감염시키자 치사율이 100%에 이르렀다. 심지어 이런 생각까지 했다. **상인들이 죽은 새들을 어디다 숨겨 놓았거나, 아침에 시장을 열기 전에 병든 놈들을 추려내 어디로 보내 버리지 않았을까?** 하지만 병들거나 죽은 닭은 어디에도 없었다.

한 가지 가능성은 닭들이 LBM 내에서 순환하는 다른 인플루엔자 바이러스에 의해 보호받았을지 모른다는 것이었다. LBM의 닭에서 채취한 검체에서는 H5N1과 함께 H9N2 바이러스도 검출되었다. H9N2는 닭에게 거의 질병을 일으키지 않지만, H5N1와 유전 물질을 교환했다. H5N1 바이러스와 유전적 구성요소를 공유한다면 닭에게 어느 정도 교차 보호를 제공했을 가능성이 높다.

설날이 다가오고 있었다. LBM을 폐쇄한 데 대해 점포주들의 분노가 들끓었다. 장하게도 보건당국은 대중의 압력에 굴복하지 않았다. 무려 7주간 시장을 폐쇄한 채 H5N1이 다시 나타날 위험을 줄이는 전략을 시행했다. 우선 모든 도매시장과 소매시장을 철저히 청소 및 소독한 후, 시장 검사 제도를 도입했다. 모든 소매시장은 한 달에 하루씩 완전히 비우라는 명령도 내려졌다. 야생 물새는 판매 금지되었으며, 사육된 물새는 별도의 도매시장에서 가공한 후, 소매시장에서는 갓 잡은 가공육 상태로 판매하도록 했다. 가금류를 수송할 때 쓰는 나무 우리는 모두 플라스틱제로 바꾸고, 거대한 우리 세척기를 설치해 깨끗이 씻은 후에 재사용하도록 했다.

LBM을 청소하고 인플루엔자 바이러스 등의 감염성 병원체를 사멸하기 위해 모든 유기물(분변)을 깨끗이 제거하고 세제로 씻어낸 후 화학적 소독제로 처리하는 과정을 확립했다. 세제는 인플루엔자 바이러스를 파괴하고, 화학적 소독제는 남아 있는 감염성 병원체를 사멸한다.

시장에 조류를 공급하는 가금류 농장은 물론, 조류를 운송하는 트럭도 일일이 검사해 병들거나 죽은 닭이 있으면 현장에서 인플루엔자 바이러스 감염 여부를 가렸다. 어쩌면 가금류 유통업자와 점포주들에게 살처분한 조류 수에 따라 후한 보상금을 지급한 것이 주효했을지 모른다. 이해 관계자들이 H5N1 조류독감 통제에 참여해 병든 조류를 감추거나 청소를 게을리하는 일이 없도록 하기 위한 조치였다.

이런 전략에 힘입어 홍콩은 1997년 후반부터 1999년까지 LBM에서 H5N1을 몰아내는 데 성공했다. 하지만 1999년에 다시 조류독감 바이러스가 나타나 시장 폐쇄, 살처분, 청소 및 소독, 보상으로 이어지는 과정이 고스란히 반복되었다.

물론 우리는 H5N1이 중국 밖으로 퍼지지 않을지 크게 우려했다. 이미 조류에서 신종 인플루엔자 바이러스가 출현할 수 있으며, 돼지 등의 중간 숙주를 통하지 않고도 인간에게 직접 전파될 수 있음을 밝히지 않았던가? 다행히 H5N1 바이러스는 인간에서 인간으로 전파되는 능력을 갖춘 것 같지는 않았다. 하지만 애초에 인간 전파를 완전히 막지 못하면 언젠가 바이러스는 그런 능력을 획득할 수 있다. 그 결과 초래되는 팬데믹은 1918년 스페인 독감보다 훨씬 심각할 것이다.

11
조류독감, 날아오르다

**Bird flu:
The rise and spread of H5N1**

1997년 홍콩에서 H5N1 인플루엔자 바이러스를 처음 퇴치한 후 여러 가지 중요한 질문이 제기되었다. 닭들을 죽이는 이 바이러스는 어디서 왔을까? 어떻게 인간을 감염시키고 죽이는 능력을 갖게 되었을까? 이 바이러스가 다시 나타날까? 전파될까? H5N1 인플루엔자는 동물 보유숙주 집단에 심각한 질병을 일으키지 않는 상태로 이미 자리를 잡았을까? H9N2의 역할은 무엇일까? 마지막으로 H5N1은 중국 밖으로 퍼질까? 바이러스가 '날개를 다는' 상황에 대비하려면 전 세계 인플루엔자 연구 공동체에서 답을 내놓아야 했다.

'조류독감'으로 알려진 H5N1 인플루엔자 바이러스는 1996년 가을 중국 광둥성의 거위에서 처음 발견되었다. 심각한 유행이 뒤따라 거위 집단의 최대 40%가 폐사했다. 바이러스의 기원을 추적하려는 시도는 대부분 실패했다. 그 시점 이전의 자료가 너무 부족했기 때문이다. 당시만 해도 아시아에서는 야생 철새에서 인플루엔자 바이러스를 분리하는 데 관심이 없었다. 현재 우리가 아는 바로 H5N1 거위 바이러스는 거의 확실히 야생 오리에서 유래했다. 야생 오리는 이 바이러스에 감염되어도 병에 걸리지 않았다. 하지만 집거위에게 전파되자 아직도 완전히 밝혀지지 않은 과정을 거쳐 치명적인 균주로 변했다. 그후 H5N1 바이러스는 거위에서 양계장으로 전파되었다. 1997년 3월 홍콩에서 닭에게 치명적인 유행을 일으킨 후, 4월과 5월에는 주변 지역 농장으로 퍼졌다.[64] 돌이켜 보면 감염된 농장의 닭들이 홍콩의 LBM으로 흘러 들어갔을 가능성이 높을 것 같다.

1996년 광둥성에서 거위들이, 이듬해에는 홍콩과 그 주변에서 닭들이 병들어 죽어갔지만 어디서도 인간 질병은 보고되지 않았다. 최초로 인간이 사망한 것은 1997년 5월 홍콩의 3세 어린이였다. 광저우의 거위에서 분리한 H5N1 바이러스와 사망한 소년에서 분리한 바이러스를 비교해보면, 그 사이에 바이러스는 새로운 구성요소를 획득했다. 심지어 뉴라민산 가수분해효소(N1)조차 다르다. 유일한 공통 요소는 적혈구 응집소(H5)였다. 어린이를 감염시킨 바이러스는 어떻게 해서 이런 물질들을 획득했을까?

모든 감염병이 그렇듯, 다양한 동물종이 좁은 공간에서 붐비는 환경은 바이러스끼리 유전자를 교환할 완벽한 조건을 제공한다. 분명 1997년 상반기 중에 홍콩의 LBM에서 이런 일이 벌어졌을 것이다. 거위 H5N1 바이러스의 유전자가 다른 바이러스의 유전자와 섞였을 것이다. 그 과정에서 거위 H5N1 바이러스는 다양한 조류의 인플루엔자 바이러스에서 유전자 조각들을 획득했을 것이다. 그 조각들 덕에 H5N1은 인간의 몸을 공략할 수 있었다. 현재 바이러스학자들은 H9N2가 핵심이라고 생각한다. 이 바이러스 또한 LBM에 널리 퍼져 있었기 때문이다.[65] H9N2야말로 배경에 도사린 유령이었다(그림 11-1).

우리가 '조력자'라는 별명을 붙인 H9N2가 출현하기 전까지는 전 세계 어디서도 H5 바이러스가 인간을 감염시킨 적이 없었다. 물

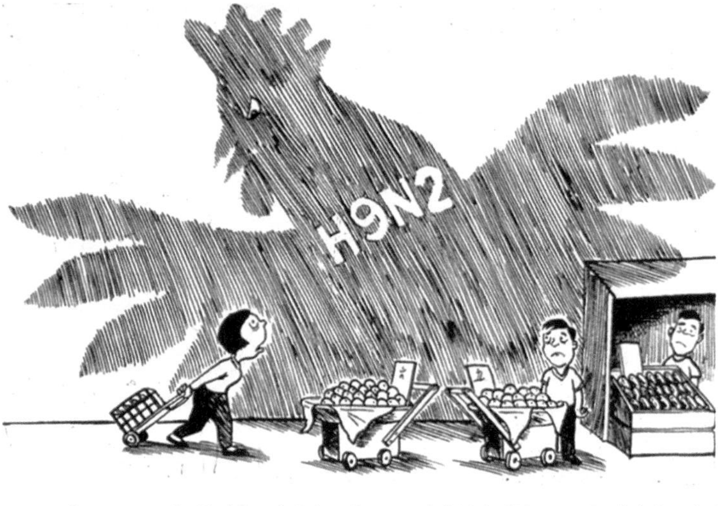

그림 11-1 1999년 4월 사우스차이나 모닝포스트 지에 실린 만화. H9N2를 배경에 도사린 유령으로 정확히 묘사했다. (사우스차이나 모닝포스트의 허가를 얻어 전재함)

론 세계 각지에서 닭들에게 치명적인 유행을 일으키기는 했다. 1980년대에 펜실베이니아주 랭커스터 카운티의 양계장들은 치명적인 H5N2 인플루엔자의 대규모 유행을 겪었다. 수백만 마리의 닭이 살처분되고, 감염 지역 주변으로 검역 구역이 설치되었다. 살처분에 참여한 인부들의 인후 면봉 검체에서 H5N2 바이러스가 분리되었지만, 이튿날 아침 채취한 검체는 모두 깨끗했다. 조류 H5 바이러스를 흡입해도 인체 내에서는 증식할 수 없다는 뜻이다. 주목할 점은 2013년 두 번째 조류독감 유행을 일으킨 바이러스 역시 수많은 H9N2 구성요소를 지니고 있었다는 것이다.

한편 1998년 홍콩에서는 홍콩이나 중국 가금류 농장에 H5N1 인플루엔자 바이러스가 다시 유행할 가능성을 줄이기 위해 엄격한 조치가 시행되었다. LBM에 조류를 납품하는 모든 농장을 등록하고, 조류들을 자주 검사하고, 도매시장에서는 거위와 오리를 분리했다. 이런 조치에 힘입어 1998년에는 홍콩 시장에서 H5N1 바이러스가 한 번도 검출되지 않았다.

하지만 1999년 바이러스는 다시 모습을 드러냈다. 물새 도매시장의 거위 우리 밑에서 채취한 검체에서였다. 새로 발견된 H5N1 거위 인플루엔자 바이러스는 최초로 광둥성에서 발견된 거위 H5N1 바이러스는 물론, 인간에서 분리된 H5N1 바이러스와도 달랐다. 중국 남부에서 다른 인플루엔자 바이러스들로부터 이런저런 유전자들을 획득했던 것이다. 물새 시장에서 H5N1이 분리된 검체 수는 1999년 4건에서 2000년에는 18건으로, 2001년에는 그보다 훨씬 높은 숫자로 치솟았다. 물새가 H5N1 인플루엔자 바이러스의 주요 공급원이라는 뜻이었다. 결국 홍콩 당국은 물새 도매시장을 폐쇄하고, 오리와 거위는 중국 본토에서 수입한 가공육과 냉장육 상태로만 판매하도록 했다.

물새 도매시장과 달리, 주로 닭을 파는 LBM에서는 한동안 바이러스가 발견되지 않았다. 하지만 2001년 5월 새로운 유전자를 지닌 또 다른 H5N1 균주가 나타나자 1997년의 극단적인 조치가 고스란히 반복되었다. 모든 시장은 폐쇄 후 철저한 청소와 소독에 돌입했으며, 모든 조류를 살처분했다. 바이러스가 다시 나타날 가능성을 차단하기 위해 추가적인 조치도 취해졌다. 우선 메추라기는 LBM 반입을 아예 금지했다. H9N2와 H5N1 바이러스에 동시 감염되는 경우가 많기 때문이었다. 또한 휴일이 의무화되었다. 휴일에는 모든 소매 점포가 조류 우리를 완전히 비우고, 가금류 가공육만 팔아야 했다(대개 식당에 직접 팔았다). 도심의 모든 시장이 하룻동안 문을 닫고 철저한 세척과 소독을 시행한 것이다.

분명 H5N1은 물새류를 홍콩에 공급하는 조류 농장을 거쳐 가거나 그곳에서 사는 새들 속에 존재했으며, 사육 오리야말로 가장 중요한 바이러스의 근원이었다. H5N1 바이러스가 언제 거위에서 오리로 전파되었는지는 정확히 알 수 없지만, 거위와 오리는 인접한 지역에서 사육되고 함께 홍콩의 LBM과 물새 도매시장으로 운송되었기 때문에 놀라운 일이라고 할 수는 없다. 오리의 문제는 대부분의 품종이 감염된 닭을 100% 살상하는 H5N1 바이러스에 감염되어도 아무런 증상을 나타내지 않는다는 것이다. 겉보기에는 건강한 오리가 H5N1 인플루엔자 바이러스를 LBM으로 끌고 와 다른 가금류와 인간에게 전파시킬 수 있다는 뜻이다. 그야말로 H5N1 인플루엔자판 트로이의 목마였다. 하지만 오리에서조차 H5N1 바이러스는 엄청난 변이성을 나타냈다. 최근 발견된 일부 균주에 감염된 오리는 실제로 병을 앓고, 신경계가 손상되어 계속 한자리를 빙빙 돌며 헤엄치거나 머리를 뒤로 젖히는 행동을 보인다.

바이러스는 홍콩 지역 물새 공급업체에만 나타난 것이 아니었다. 1999년에서 2002년까지 광둥성, 장시성, 푸젠성, 저장성 및 상하이 연안에 위치한 농장들에서 검체를 채취한 결과, 겉보기에 건강한 오리들도 H5N1 바이러스에 감염된 것으로 나타났다. 생각보다 훨씬 널리 퍼져 있었던 것이다(그림 11-2).[66] 이 연구에서는 예상대로 H5N1이 다른 인플루엔자 바이러스들로부터 계속 유전자를 획득한다는 사실이 분명히 드러났다. 더욱이 이제 바이러스는 실험적으로 감염시킨 쥐에게 치명적이었다. 포유동물인 쥐를 죽일 수 있다면 인간에게도 치명적인 감염을 일으킬 수 있다는 뜻이었다.

2002년 12월에는 홍콩의 자연 공원에서 H5N1 인플루엔자가 유행해 오리와 거위는 물론 플라밍고를 비롯한 외래종 물새들까지 폐사했다. 많은 공원에서 유행이 발생한 것으로 보아 이미 H5N1이 자유롭게 날아 다니는 야생 철새에게도 퍼진 것이 분명했다. 이 균주는 특히 오리에게 치명적이었다(실험으로 확인되었다). 감염된 오리는 머리를 꼬는 특징적인 증상과 함께 다양한 신경학적 징후

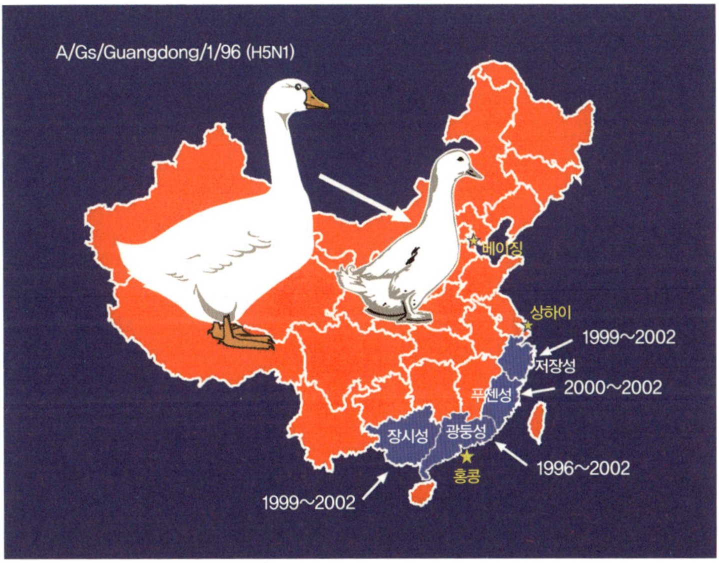

그림 11-2 H5N1 인플루엔자 바이러스는 1996년 광둥성의 거위에서 최초로 발견되었다. 당시 거위의 폐사율은 최대 40%에 달했다. 이후 바이러스는 중국 연안 여러 개 성에서 사육 오리에게 전파되었는데, 이때는 대부분 겉으로 드러나는 질병을 일으키지 않았다.

를 나타내 안락사시켜야 했다.

이듬해인 2003~04년 북반구의 겨울 동안 마침내 H5N1 인플루엔자 바이러스는 날개를 활짝 펴고 아시아를 가로질렀다. 베트남, 태국, 인도네시아, 한국, 일본, 캄보디아, 라오스에서 거의 동시에 다양한 조류가 감염되었다. 또 다시 새로운 유전자를 획득한 이 균주는 유전형 Z라고 명명되었다. (인플루엔자 바이러스의 유전자 분절 구성은 재편성/잡종화 과정 중 어떤 유전자 분절을 획득했느냐에 따라 다양하게 나타날 수 있다.) 바이러스는 아직 광저우의 거위에서 유래한 적혈구 응집소를 갖고 있었지만, 나머지 일곱 개의 분절은 모두 중국의 물새들에게서 새로 획득한 것이었다.[67] 사육 오리에 단단히 자리잡은 후 다시 야생 오리를 감염시켜 사방으로 퍼진 것이다. **H5N1 Z 유전형 바이러스는 모든 국가에서 인간 감염을 일으켰다.** 2004년까지 베트남에서는 29명이 감염되어 20명이 사망했고, 태국에서는 17명이 감염되어 12명이 사망했다.

H5N1은 중국 내에서도 계속 돌아다니다가 2004년 들어 말레이시아로 퍼졌다. 다양한 국가의 H5N1 유행을 추적하면 모두 중국의 Z 유전형으로 거슬러 올라갔지만, 중국 내 지역까지 일치하는 것은 아니었다. 예컨대 태국과 베트남에서 사람을 감염시킨 가금류 바이러스는 유전적으로 홍콩의 H5N1 바이러스에서 기원한 반면, 인도네시아에서 사람을 감염시킨 바이러스는 중국 남부 윈난성에서 유래했다.

중국의 오리 사이에서 활발하게 진화를 거듭하던 H5N1 바이러스가 어떻게 거의 동시에 아시아 전역으로 퍼졌을까? 한 가지 쉬운 설명은 야생 오리류와 기타 철새들이 전파했다는 것이다. 홍콩에서 Z 균주는 죽은 쇠백로 Egretta garzetta 한 마리, 죽은 왜가리 Ardea cinerea 두 마리, 검은머리갈매기 Chroicocephalus ridibundus 한 마리, 참새 Passer montanus 한 마리, 매 Falco peregrinus 한 마리에서 분리되었다. 농장에서 기르는 오리는 야외에서 사육되고 먹이를 먹으므로, 감염된 오리는 헤엄치면서 배변하는 중에 물 속에 인플루엔자 바이러스를 퍼뜨린다. 죽은 야생 조류들은 오리 농장에서 뭔가를 집어 먹었을지도 모른다. 가능성 있는 또 하나의 전파 방식은 지역 간에 가금류를 사고 파는 과정을 통해서다. 두 가지 경로 모두 H5N1 바이러스 Z 균주가 아시아 전역으로 퍼지는 데 관여했을 것이다. 2004년 이후 홍콩에서는 살아 있는 조류는 물론 가금류 제품의 이동 제한 조치가 취해졌다.

2005년 5월 장거리 전파가 시작되었다. 중국 서구 칭하이 호에서 줄기러기Anser indicus, 갈매기류, 가마우지류, 황오리Tadorna ferruginea가 대량 폐사했다. 새들의 사체에서 H5N1 Z 균주가 분리되었다. 이후 바이러스는 몽골, 시베리아, 터키를 거쳐 유럽과 아프리카로 거침없이 퍼졌다. 칭하이 호 인근에서 줄기러기를 상업적으로 사육한다는 미확인 보고도 있지만, H5N1 바이러스가 이처럼 장거리 확산되는 데 철새가 주된 역할을 했음은 의심의 여지가 없다. 유행이 일어난 모든 국가에서 고니, 거위, 야생 물새가 죽어 나갔다. 결국 바이러스는 상업적 가금류 농장과 인간에게 퍼졌다. 예컨대 2006년 아제르바이잔에서는 8명이 감염되어 5명이 사망했고, 터키에서는 12명이 감염되어 4명이 사망했다.

동물 집단에서 인간과 동물 건강에 위협이 되는 신종 감염성 병원체를 통제하는 데는 두 가지 주요 전략이 있다. 첫번째는 근절 전략이다. 살처분, 격리 검역, 청소 및 소독, 보상을 통해 병원체를 몰아낸다. 살처분한 동물은 소각하거나, 퇴비로 만들거나, 매장한다. 이런 조치를 그 지역에서 바이러스가 검출되지 않을 때까지 계속

한다. 두 번째는 살처분과 백신 전략이다. 감염된 개체군을 살처분한 후 확산시키는 개체(다른 조류)에게 백신을 접종해 추가 확산을 막고 질병 징후를 통제한다.

최초 검출 시 병원체가 좁은 지역에 국한되어 있다면 대개 첫 번째 방법을 쓴다. H5N1 조류독감 확산 경보가 내려졌을 때 모든 유럽 국가는 근절 전략을 펼쳤다. 한국과 일본도 마찬가지였다. 모두 최초의 H5N1 바이러스는 물론, 나중에 발생한 변종들이 재출현했을 때도 근절하는 데 성공했다.

미처 통제 조치를 취하기 전에 독감이 널리 퍼진 국가에서는 살처분과 백신을 함께 사용했다. 중국(홍콩 포함), 베트남, 인도네시아, 나중에는 이집트가 때맞춰 개발된 가금류 백신을 이용해 이런 전략을 펼쳤다. 이 백신들은 효과가 매우 뛰어나 인간과 가금류에서 H5N1 인플루엔자 발생률을 크게 감소시켰다. LBM에 반입되는 모든 가금류에게 백신을 접종하고 H5N1에 대한 면역이 형성되었는지 검사하는 홍콩에서는 이미 여러 해째 조류독감이 발생하지 않았다.

가금류에게 H5N1 조류독감 백신을 접종하는 프로그램의 효과는 베트남에서 극적으로 드러났다. 2005년 베트남에서는 61건의 H5N1 인플루엔자 인간 감염이 발생해 19명이 사망했다. LBM에도 바이러스가 창궐했다. 하지만 2006년 사육 오리를 포함한 거의 모든 가금류에게 백신을 접종한 후 인간 감염은 한 건도 발생하지 않았고, LBM에서도 H5N1이 검출되지 않았다. 중국의 H5N1 바이러스 인간 감염 역시 가금류 백신을 널리 사용한 후 급감했다.

나쁜 소식은 백신 전략을 사용한 국가에서는 바이러스가 토착화endemic된다는 것이다. 중국, 베트남, 인도네시아, 이집트는 H5N1 인플루엔자 바이러스가 항상 존재하는 국가가 되었다. 2007년 베트남에서는 인간 H5N1 인플루엔자가 8건 발생해 5명이 사망했다. 2008년에는 6명이 감염되어 5명이 사망했다. 어떻게 이런 일이 벌어졌을까? 또 한 번 베트남을 들여다보면 분명히 알 수 있다. 문제는 모든 가금류에 백신을 접종하는 상태를 유지하기가 어렵다는 데 있다. H5N1 바이러스에 감염된 닭은 앓다 죽기 때문에 농부들은 새로운 병아리를 들여올 때 적극적으로 백신을 접종한다. 하지만 오리를 키우는 농부들은 백신을 피하고 싶어한다. 오리는 바이러스에 감염돼도 병을 앓지 않기 때문이다. 이렇게 묻는 것도 당연하다. "오리에게 병을 일으키지도 않는 바이러스에 대해 왜 돈을 써가며 백신을 맞춰야 한단 말이요?" 하지만 오리는 침묵의 보유숙주, 트로이 목마다. 병을 앓지 않을 뿐 바이러스를 옮긴다.

그걸로 끝이 아니다. 백신은 인간과 가금류 질병을 줄이는 데 효과적이지만, 장기적으로 백신이 통제할 수 없는 균주의 발생을 촉진한다. 요점은 단기적인 관점에서 살처분과 함께 백신을 사용하면 바이러스 확산을 통제하는 데 유용하지만, 장기간 백신을 사용하면 오히려 바이러스가 지속된다는 것이다.

동물 건강에 악영향을 끼치고 세계 식량 공급을 위협하는 질병의 확산을 최소화하기 위해 세계동물보건기구World Organization for

Animal Health 회원국들은 보고 대상 질병이 발생하면 반드시 통지할 의무가 있다. 물론 H5N1 조류독감은 보고 대상 질병이다. 하지만 질병을 보고했을 때 닥칠 한 가지 결과는 금수 조치다. H5N1 바이러스의 경우 살아 있는 가금류는 물론 가공품(냉동 사체 포함), 심지어 깃털과 오리 솜털까지 수입 금지 대상이 될 수 있다. 엄청난 돈이 걸려 있는 것이다. 질병이 발생해도 보고를 꺼리는 것이 당연하다. 이에 따라 아시아에서는 인간이 탄광 속 카나리아, 즉 가금류 질병 발생의 지표 역할을 하게 되었다. H5N1 바이러스는 1996년 광둥성의 거위에서 분리되었지만, 그 사실은 최초로 H5N1 조류독감에 걸린 인간 환자가 발생해 CDC 파견팀이 그 기원을 조사하고 나서야 밝혀졌다.[68]

이처럼 정보 공유를 꺼리는 경향은 우리 연구에도 영향을 미쳤다. 그때 우리 세인트주드 팀은 난창의 장시의과대학Jiangxi Medical University과 협력해 중국 중부의 LBM에서 장기 인플루엔자 감시 프로그램을 진행하고 있었다. 중국 해안 지방의 거위와 오리에 존재하는 H5N1이 얼마나 빨리 중국 중부의 LBM에 출현해 공중보건에 위협이 되는지 알아보려는 것이었다. 난창 LBM 한 곳을 정해 매달 가금류 검체를 채취하자 매우 다양한 인플루엔자 바이러스가 분리되었다. 네 가지 서로 다른 유전자 조성을 지닌 H9N2 바이러스도 있었다. 2000년 2월 메추라기 한 마리와 닭 네 마리에서 갑자기 H5N1 인플루엔자 바이러스가 분리되었다. 이 조류들은 완벽하게 건강해 보였고, 시장에서 죽은 조류도 없었다. 같은 LBM에서 다시 H5N1 바이러스가 검출된 것은 5월, 세 마리의 메추라기에서였다. 시장에 조류를 납품하는 농장들이 광범위하게 감염되지는 않았다는 증거였다(그림 11-3).

난창 H5N1 바이러스를 다양한 바이러스와 비교한 결과 홍콩 H5N1 바이러스와 동일하다는 결론이 나왔다. 이제 치명적인 H5N1 바이러스가 난창 LBM에 존재한다는 뜻이었다. 우리는 즉시 장시의과대학에 서면 보고서를 보냈고, 대학의 동료들은 지방정부와 베이징의 농업당국에 보고하게 해달라고 요청했다. 대학은 이 일에 비상한 관심을 보였고 우리 요청대로 정보를 전달했지만, 얼마 안 있어 감시 프로그램 자체가 중단되고 말았다. 장시의과대

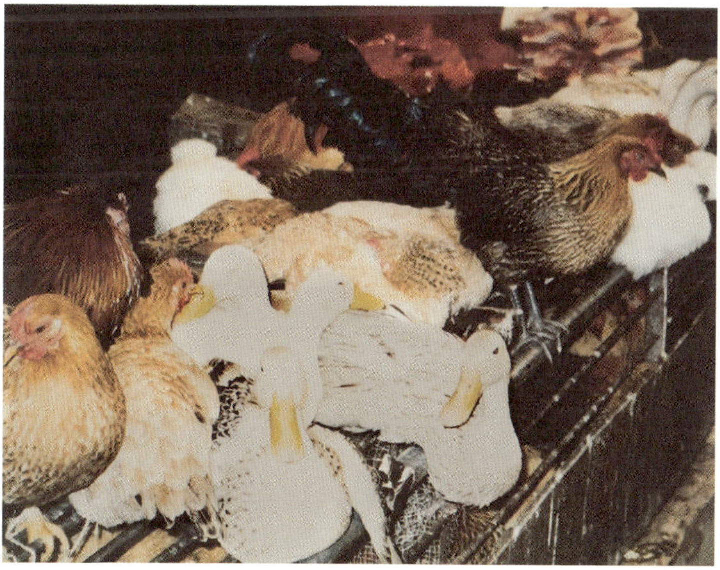

그림 11-3 중국 중남부 장시성 난창의 전형적인 LBM. 조류종이 마구 뒤섞여 있다. 2000년 2월 바로 이곳에서 H5N1 인플루엔자 바이러스가 처음 발견되었다.

학에서 인플루엔자 감시가 중단된 것은 이해할 수 있었다. 치명적인 바이러스로부터 직원들을 보호할 고도의 격리 시설이 없었기 때문이다. 놀라운 것은 LBM을 폐쇄하거나 바이러스의 확산을 늦추려는 조치가 전혀 취해지지 않았다는 점이다. 중국 각지에서 H5N1 인플루엔자가 발생했다는 정보는 2004년까지도 세계동물보건기구에 보고되지 않았다.

그해 나는 한 홍콩 남성과 그 가족이 중국 푸젠성에 사는 친척들을 방문한 후 인플루엔자에 걸린 증례 보고 논문에 저자 중 한 명으로 참여했다.[69] 여덟 살 난 딸은 푸젠성에서 폐렴으로 사망했다. 33세 된 남성 역시 푸젠성에서 발병해 홍콩으로 돌아온 후 바이러스성 폐렴으로 사망했다. 아홉 살 난 아들은 심한 인플루엔자를 겪었지만 회복되었다. 가족에게서 분리된 인플루엔자 바이러스는 Z 균주였다. 2년 전 홍콩 자연 공원의 야생 조류에서 발견된 바로 그 균주였다. 감염 당시 홍콩 LBM에서 바이러스가 발견되지 않았다는 사실은 그들 가족이 푸젠성에서 감염되었음을 강력하게 시사한다.

이 논문은 세인트주드 연구진과 홍콩 대학의 협력 연구에서 탄생했다. 한 가족에서 두 명이 사망한 사실과 실험적으로 감염시킨 마우스에서 나타난 바이러스의 특성으로 볼 때 가금류는 물론 인간에게도 위협이 될 수 있었다. 우리는 서둘러 이 정보를 공개해, 백신을 확보하고 확산 방지 전략을 수행해야 한다는 점을 중국 보건당국에 알리고자 했다. 당시 H5N1 Z 균주에 대한 백신은 존재하지 않았다.

정보가 발표되자마자 중국 당국은 우리 논문을 저널에서 삭제하려고 시도했다(하지만 실패했다). 2006년 12월 4~8일 중국 보건부와 농무부는 WHO와 함께 베이징에서 회의를 소집했다. 중국 최고의 과학자들과 WHO 인플루엔자 네트워크의 전문가들이 참여하는 H5N1에 관련된 중국 내 상황을 논의하는 자리였다. 보건부는 Z 균주가 중국 다른 지역에서 인간 감염을 일으키고 확산될까 봐 크게 걱정했지만, 농무부는 H5N1 바이러스가 논문에서 주장하는 것처럼 중국 내에 널리 퍼져 있지는 않다고 주장했다. CDC의 낸시 콕스가 농무부 발표자에게 근본적인 질문을 제기했다. "중국 가금류에 인플루엔자가 없다면, 최근 당신네 나라에서 보고된 20건의 인간 증례를 어떻게 설명할 건가요? 지금 H5N1 Z 균주가 인간에서 인간으로 전파된다는 건가요?" 관리는 인간 감염 증례를 부정하지 않았지만, 인간 사이의 전파는 단호하게 부정했다. 그들은 가금류 백신을 이용해 H5N1 청정구역을 만들었다고 믿었다.

중국에서는 가금류 백신을 자주 업데이트해 인간 감염 증례를 낮게 유지하는 데 성공해왔으며, 2017년에는 감염자가 전혀 발생하지 않기도 했다. 하지만 H5 바이러스는 계속 진화한다. H5N6 같은 바이러스는 인간과 가금류 양쪽을 모두 감염시킨다. 문제는 사육 오리다. H5N1 바이러스는 사육 오리에 토착화되었으며, 때때로 인간과 닭에게 종간 전파를 일으킨다. 현재 H5N1 바이러스를 완전히 근절할 만한 장려책이나 현실적인 전략은 없다. 암울하지만 중국은 수많은 인명이 희생되거나, H5N1(또는 다른 치명적인 바이러스)이 진화를 거듭해 인간에서 인간으로 전파를 일으킨 뒤에야 LBM을 폐쇄하고 이 지역 가금류에서 치명적인 인플루엔자 바이러스를 뿌리 뽑기 위해 더 강력한 조치를 취할지도 모른다.

12
21세기 첫 번째 팬데믹

The first pandemic of the 21st century

H5N1 인플루엔자 바이러스는 야생 조류 보유숙주에서 다른 인플루엔자 바이러스와 유전자 조각을 교환해 변이를 거듭하면서 계속 퍼졌다. 나를 포함한 인플루엔자 전문가들은 다음 인간 인플루엔자 팬데믹은 분명 H5N1 바이러스가 일으킬 것이라고 확신했다. H5N1이 가금류에서 인간으로, 나아가 인간에서 인간으로 전파하는 능력을 갖게 되는 것은 시간 문제인 것 같았다. 감염된 사람 중 최대 60%가 사망했기에 H5N1 팬데믹 시나리오는 엄청나게 두려운 것이었다. 모두가 바이러스 '핫스팟'이 발생했을 때 즉시 사용할 수 있는 백신과 치료제를 준비해야 한다고 생각했다. 또한 인플루엔자 유행을 예방하고 치료하기 위한 생의학 및 공중보건 전략을

궁리했다.

실험실에서 인플루엔자 바이러스를 조작하게 된 것은 엄청난 혁신이었다. 이제 안전한 백신을 신속하게 준비할 수 있게 된 것이다. 그 과정은 WHO에서 지정한 일련의 검사를 기반으로 백신 제조에 안전한 H5N1 바이러스를 만드는 데서 시작한다. '분자 가위'를 이용해 바이러스가 닭을 살상하는 데 관련된 유전자 분절을 잘라낸 후, 그 자리에 안전한 유전자 염기서열을 끼워 넣을 수 있다. 다른 몇 가지 분절도 과거에 사용했던 백신 균주의 분절로 교체한다. 백신 균주는 모두 인간을 보호하는 능력이 입증된 것들이다. 이런 방법으로 '백신 씨앗'을 만들어 두면 자연계에서 H5N1과 다른 조류독감 바이러스에 일어나는 변화를 따라잡을 수 있다. 대자연이 엉뚱한 스위치를 누르는 경우, 백신 씨앗들을 인플루엔자 백신 제조사에 제공하면 된다.

H5N1 팬데믹에 대처하는 두 번째 전략은 바이러스 확산을 늦추는 것이다. 뉴라민산 가수분해효소 억제제인 타미플루(오셀타미비르), 리렌자(자나미비르), 라피밥(페라미비르), 이나비르(라니나미비르) 등의 약물은 인플루엔자 바이러스 표면의 뉴라민산 가수분해효소에 결합해 바이러스가 다른 세포로 퍼지지 못하게 막는다. 취약한 사람들에게 전염되지 않도록 억제하는 것이다. 이 약물들은 인간에서 유행을 일으킨 H1N1과 H3N2 균주에 사용했을 때 안전하고 효과적이란 사실이 입증되어 있다.

하지만 실험실에서 마우스와 페럿을 대상으로 유효성을 조사한 결과 일부 한계가 밝혀졌다. 마우스와 페럿을 H5N1으로 감염시키기 전이나 감염 후 하루 이내에 타미플루나 다른 뉴라민산 가수분해효소 억제제를 투여하면 폐사를 막을 수 있고, 검체에서도 H5N1 바이러스의 양이 감소한다. 하지만 치료가 하루 이상 늦어지면 방출되는 바이러스 양이 크게 줄지 않고, 이틀이 늦어지면 모든 동물이 폐사했다. 유행성 인플루엔자 바이러스에 감염된 인간에게 타미플루를 투여했을 때도 비슷한 결과가 나왔다. 진단 후 3~4일이 지나면 치료는 거의 효과가 없다. 타미플루는 빨리 투여하면 아주 좋은 약이지만, 효과를 볼 수 있는 기간이 매우 짧으며 그 기간을 벗어나면 효과가 급속히 떨어진다.

결국 새로운 인플루엔자 치료제가 시급하게 필요한데, 다행히 개발 중인 것들이 있다. 유망한 신약은 일본에서 개발 중인 T-705(파비피라비르)로 타미플루와 함께 사용하면 H5N1 인플루엔자 치료 효과를 볼 수 있는 기간이 거의 일주일로 늘어난다. 오래된 약이지만 아만타딘도 타미플루와 함께 사용하면 두 가지 약물의 효과가 모두 개선된다. 현재 개발 중인 다른 신약들은 17장에 정리했다.

H5N1 조류독감을 통제하는 세 번째 방법은 바이러스가 검출되자마자 살아 있는 조류를 취급하는 시장을 모두 폐쇄하는 것이다. 이 전략의 효과는 1998년 홍콩에서 뚜렷이 입증되었다. 당시 모든 LBM을 폐쇄하자 거의 즉시 새로운 증례 수가 18건에서 0건으로 떨어졌다. 공중보건 과학자로서 가장 좋은 방법은 전 세계적으로 모든 LBM을 영구 폐쇄하는 것이라고 말할 수밖에 없지만, 이런 일

은 실현되기 어려울 것이다. 중국을 비롯해 냉장고가 빠른 속도로 보급되는 국가에서는 조류 독감이 유행하면 LBM을 폐쇄하는 방향으로 움직이고 있다. 하지만 방글라데시처럼 냉장고 보급률이 낮은 국가는 신선한 가금류를 LBM에 의존할 수밖에 없다. 더욱이 LBM은 많은 국가에서 문화의 일부이기 때문에 가금류 가공을 집중화하고 냉장육이나 냉동육을 받아들이기까지는 수 세대가 걸릴 것이다. LBM을 폐쇄하면 H5N1과 H7N9 바이러스의 인간 전파가 즉시 줄어든다는 것이 입증되었지만, 가공된 동물의 사체 역시 인플루엔자를 비롯해 감염성 병원체의 전파원이 될 수 있다. 가금류를 반드시 익혀서 섭취하고, 도마를 깨끗이 씻는 것 또한 필수적이다.

LBM은 인플루엔자 바이러스가 끊임없이 유전자를 교환하고 돌연변이를 일으키는 데 이상적인 환경을 제공한다. 결국 언젠가는 인간에서 인간으로 전파되는 바이러스가 나올 것이다. 그런 일이 벌어진 뒤에야 LBM을 폐쇄한다는 것은 소 잃고 외양간 고치는 일이 될 것이다.

2009년 대자연은 전 세계 인플루엔자 전문가들의 허를 찔렀다. H5N1 대신 1918년 스페인 독감을 일으킨 H1N1과 놀랄 정도로 흡사한 인플루엔자 바이러스를 보냈던 것이다. 마치 바이러스가 90주년 기념으로 다시 인류를 찾은 것처럼 보였다. 금방이라도 1918년과 비슷한 일이 반복될 것 같았다. 언론은 즉시 이 바이러스를 '돼지독감'이라고 부르기 시작했는데, 멕시코와 미국의 돼지 농가들은 이 명칭에 크게 분노했다. 뒤늦게 WHO는 '멕시코'와 '돼지'라는 단어를 피해 이 바이러스를 H1N1 2009라고 부르기로 했다. 바이러스가 검출된 국가와 보유숙주에 부당한 낙인이 찍히지 않도록 하려는 조치였지만, 이미 대중의 뇌리에 돼지독감이라는 이름이 각인된 뒤였다.

멕시코의 인간과 돼지에서 새로운 바이러스가 출현하리라고는 꿈에도 생각지 못했지만, 이 병원체에 대한 대응은 WHO 인플루엔자 네트워크가 멋지게 작동한다는 사실을 보여주었다. 멕시코 환자들에게서 분리한 2009 H1N1 인플루엔자 바이러스의 특성을 분석한 즉시 적혈구 응집소가 1918년 스페인 독감 바이러스와 놀랄 정도로 비슷하다는 사실이 밝혀졌다. 당연히 그때처럼 심한 질병이 광범위하게 퍼지는 사태를 우려하지 않을 수 없었다. 하지만 멕시코 유행은 그리 심한 것 같지 않았다. 대부분의 지역에서 이삼일밖에 지속되지 않았고 아주 심한 환자는 많지 않았다. 하지만 우리는 바이러스가 얼마나 빨리 치명적인 균주로 변할 수 있는지 알고 있었다. 전 세계 인플루엔자 전문가들은 최악의 시나리오에 대비할 필요가 있다고 생각했다. H5N1 인플루엔자 유행에 대비해 마련한 전략이 신속하게 시행되었다. 백신을 생산하고 세계 각국에 인플루엔자 치료제를 비축하라고 권고한 것이다.

물론 2009 H1N1 인플루엔자 바이러스는 멕시코 밖으로 퍼져나갔으며, 결국 세계 모든 국가에서 인간 감염례가 나와야 한다고 규정한 WHO의 팬데믹 정의를 모두 충족했다. 그러나 다행히도 바이러스는 치명적인 균주로 진화하지 않았다. 그렇다고 해도 완전히 '비실비실한' 팬데믹이었던 것은 아니다. 전 세계적으로 추정 사망자는 28만 4,000명에 달했다. 젊은이들이 특히 취약했으며, 캐나다 원주민을 비롯한 일부 민족 집단은 중환자실에 입원할 확률이 6.5배나 높았다.[70] 호주 원주민 역시 다른 호주인들에 비해 중환자실 입원 비율이 4.5배 높았다.[71] 하지만 전반적으로 볼 때 2009 H1N1 팬데믹이 다른 인플루엔자 팬데믹에 비해 가벼웠던 것은 사실이다. 2009 H1N1 바이러스는 그때까지 유행하던 H1N1 균주를 대체했으며, 이후 지금까지 계속 계절성 독감을 일으키고 있다.

이 유행 뒤로 WHO 인플루엔자 전문가들은 팬데믹을 '잘못 처리한' 혐의로 유럽 평의회 조사를 받았다. 위원들은 전문가들이 팬데믹의 중증도를 과대평가했다고 주장하며, 제약업계와 너무 밀접한 관계를 맺은 나머지 판단력이 흐려져 불필요한 약물을 비축한 것은 아닌지 추궁했다. 또한 백신이 너무 늦고 너무 적게 생산되었다고도 비난했다.

WHO는 비난을 매우 심각하게 받아들여, 몇몇 국가의 공중보건 전문가들로 국제위원회를 구성해 범법 행위가 있었는지 판정했다.[72] 일반 인구가 사용하기에 충분한 백신이 생산되기 전에 팬데믹이 전 세계로 퍼진 것은 사실이다. 질병 중증도에 대한 예측이 빗나간 것 또한 사실이다. 하지만 그 이유는 인플루엔자 유행의 중증도를 과학적으로 예측하는 방법이 아직 개발되지 않았기 때문이다. 어쨌든 미리 경고를 준다는 측면과 미리 준비한다는 측면에서 우리는 결국 실수를 저지른 셈이다.

인플루엔자 백신 씨앗 균주를 신속하게 제조하는 방법이 개발되었음에도, 새로운 백신을 생산하고 안전성을 검증하고 충분한 양을 배포하는 데는 여전히 만만치 않은 시간이 걸린다. 팬데믹이 발생한다면 첫 번째 파동이 전 세계를 휩쓰는 것을 막을 수 있을 정도로 빨리 이 과정을 수행할 수는 없다. 그렇다고 검증되지 않은 백신을 수백만, 수천만 명에게 접종할 수도 없다. 백신을 만들면 우선 작은 집단에 시험 접종해 이상 반응이 생기지 않는지, 체내에서 보호 수준의 항체를 생성하는지 반드시 검증해야 한다. 현재 안전성이 검증된 H5N1 인플루엔자 백신이 몇 종 개발되어 있으므로 새로운 백신을 검증할 때도 속도를 낼 수 있을지 모른다. 하지만 2009년 H1N1 인플루엔자 백신을 생산하는 과정은 아예 처음부터 시작해야 했기에 대략 6개월이 걸렸다. 그러나 온갖 비난에도 불구하고 이 백신이 유행의 중증도를 크게 줄인 것은 분명한 사실이다.

가장 불편한 쟁점은 보건당국이 제약회사들의 영향을 받아 인플루엔자 치료제의 비축을 권고했다는 주장이다. 하지만 전문가들은 그렇게 조언할 수밖에 없었다. 이 약물들이야말로 당시 신속하게 사용할 수 있는 최선의 방책이었다. 물론 완벽하지는 않지만 유익함이 입증된 것은 분명하다. 더 나은 약물이 필요한 줄 모르는 사람은 없다. 하지만 그런 약물이 나올 때까지는 뉴라민산 가수분해효소 억제제를 사용할 수밖에 없다. 비축하자는 생각은 백신이 준비될 때까지 최대 6개월이 걸릴 것이므로 그때까지는 질병의 확산을 막고 환자를 치료하는 데 충분한 약물을 확보해야 한다는 것이다.

WHO 조사위원회는 결국 최선의 조언이었다는 결론을 내렸다. 전문가들은 산업계의 영향을 받지 않았다고도 했다. 하지만 가장 중요한 결론은 인플루엔자의 중증도와 그것을 예측하는 방법을 더 깊게 이해해야 한다는 것이었다.

2009년에 1918년 스페인 독감 바이러스와 비슷한 H1N1 인플루엔자 바이러스가 출현했다는 사실은 당연히 이 바이러스가 어디서 왔느냐는 질문을 불러일으킨다. 신종 바이러스가 출현했을 때 그 독특한 조성을 분석해 각각의 구성요소를 계속 추적해 올라가면 그 기원을 밝힐 수 있다. 현재는 여덟 가지 구성요소의 기원이 모두 밝혀졌다. 모든 구성요소가 결국 세계 각지에 서식하는 야생 오리의 인플루엔자 바이러스에서 기원한 것이었다. 하지만 이들이 전해져 내려온 경로는 서로 달라서 일부는 미국에서, 일부는 유럽에서 왔다(그림 12-1).

1979년 유럽에서 야생 물새의 H1N1 인플루엔자 바이러스가 돼지에게 전파되었다. 유전자 분절 여덟 개는 모두 야생 조류에서 유래했는데, 그대로 유럽 돼지에서 가장 우세한 인플루엔자 바이러스가 되어 가벼운 호흡기 감염병을 일으켰다. 한편 1998년에는 미국의 돼지에서 새로운 인플루엔자 바이러스가 출현했다. 텍사스, 미네소타, 아이오와 주에서 돼지들에게 심각한 감염병을 일으킨

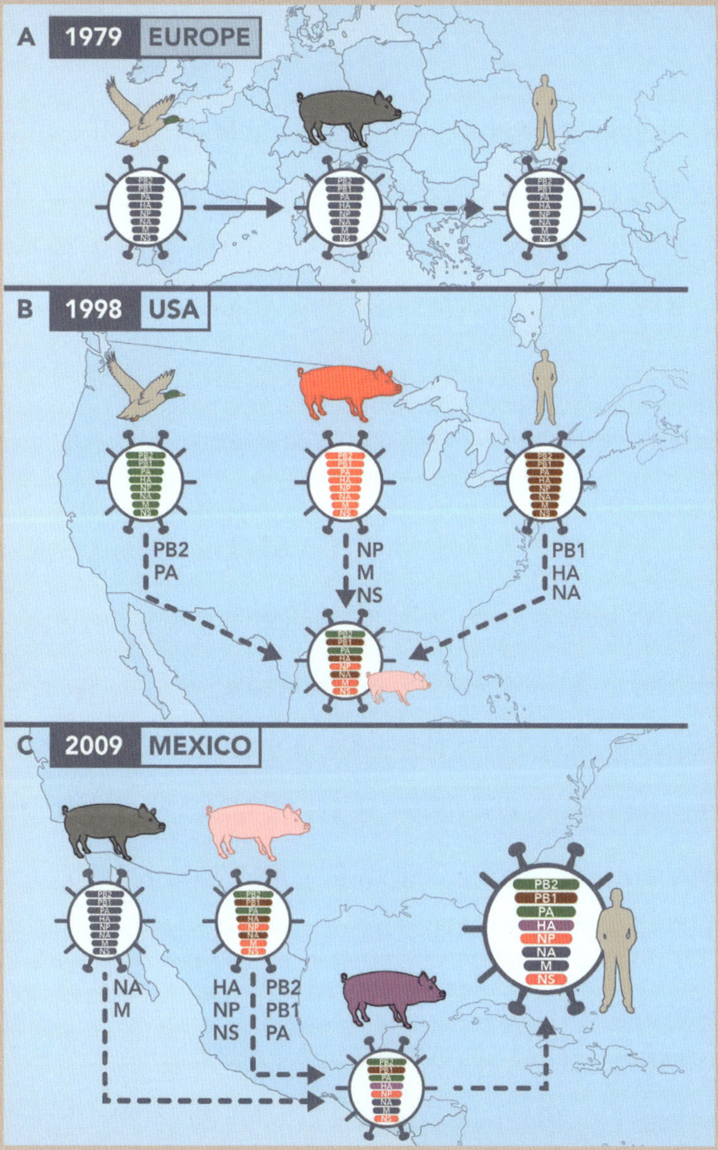

그림 12-1 2009년 H1N1 팬데믹 바이러스는 유럽, 미국, 멕시코의 돼지에서 최초로 발견된 인플루엔자 바이러스들의 유전자 분절을 지니고 있었다. 유럽 돼지 인플루엔자 바이러스(A)는 1979년 유럽의 야생 오리에서 유래해 돼지의 인플루엔자를 일으켰으며 때때로 사람도 감염시켰다. 하지만 사람에서 사람으로 전염되지는 않았다. 1998년에 처음 발견된 미국 돼지 인플루엔자 바이러스(B)는 미국 야생 오리 인플루엔자 바이러스의 유전자 분절 두 개(PB2, PA), 1918년 스페인 독감 바이러스의 후손인 고전적 돼지 인플루엔자 바이러스의 유전자 분절 세 개(NP, M, NS), 인간 사이에 유행하던 인간 H3N2 인플루엔자 바이러스 유전자 분절 세 개(PB1, HA, NA)로 이루어진 삼중 재조합 바이러스였다. 2009년 팬데믹을 일으킨 H1N1 인플루엔자 바이러스(C)는 유럽 돼지 인플루엔자 바이러스의 유전자 분절 두 개(NA, M), 미국 삼중 재조합 바이러스의 유전자 분절 다섯 개(PB1, PB2, PA, NP, NS), 멕시코 돼지 인플루엔자 바이러스의 적혈구 응집소 유전자가 조합된 형태였다.

이 바이러스는 거의 1세기 동안 돼지 인플루엔자를 일으켜 온 1918년 돼지 인플루엔자 바이러스의 후손들을 완전히 대체했다. 그 조성을 연구한 결과 '삼중' 잡종 바이러스란 사실이 드러났다. 유전자 분절 중 세 개는 인간 H3N2 인플루엔자 바이러스에서(PB1, HA, NA), 다른 세 개는 고전적인 1918년 인플루엔자 바이러스에서(NP, M, NS), 마지막 두 개는 야생 오리 인플루엔자 바이러스에서(PB2, PA) 온 것이었다.[73]

2009년 멕시코에서 출현한 H1N1 바이러스는 삼중 잡종인 미국 돼지 인플루엔자 바이러스에서 다섯 개의 유전자 분절(PB2, PB1, PA, NP, NS)을, 유럽 돼지 인플루엔자 바이러스에서 두 개의 분절(NA, M)을, 멕시코 돼지 인플루엔자 바이러스에서 적혈구 응집소 유전자를 획득한 변종이었다. 원래의 바이러스들이 어디서 서로 만났는지는 아직까지도 분명치 않다. 가장 간단한 설명은 유럽과 미국의 돼지들이 멕시코로 수입되어, 그곳에서 바이러스들끼리 서로 만나 유전 물질을 교환했다는 것이다.

2009년의 H1N1 인플루엔자 팬데믹은 비교적 가벼운 질병으로 간주되지만, 그 바이러스는 전 세계 인류에게 확실히 뿌리를 내려 그 전까지 유행하던 H1N1 바이러스를 완전 대체했다. 또한 이 바이러스는 세계 각지에서 돼지에게 전파되었다. 역시 심한 질병을 일으키지는 않았지만, 향후 더 많은 돼지 인플루엔자 바이러스들이 유전자를 교환할 가능성이 열린 셈이다.

지금까지 논의한 바이러스의 기원은 2009년 팬데믹이 지나간 후 홍콩 과학자들이 중국 남부에서 선전 인근 도축장으로 반입되는 돼지에서 매주 검체를 채취해 밝힌 것이다. 그들은 이 바이러스가 검출되기 전에도 상당 기간 존재했을 가능성이 높다고 생각했다. 멕시코에서는 돼지 인플루엔자를 거의 감시하지 않기 때문이다. 이 중대한 발견은 유명 저널《네이처》에 게재되었으며, 2009년의 H1N1 바이러스를 이해하는 데 큰 도움이 되었다.[74]

이 논문이 발표된 후 오래지 않아 중국 농무부는 회의를 소집해 이 연구를 검토하고 결과를 중국에서 수집한 데이터와 비교했다. 분명 홍콩 과학자들이 또 다시 농무부의 허락을 받지 않고 연구 결과를 발표했다고 생각하는 것 같았다. 개빈 스미스Gavin Smith, 맬릭 파이리스Malik Peiris, 이 구안Yi Guan 등 저자들은 집중 포화를 받았지만,《네이처》 논문으로 인해 2009년 H1N1이 아시아가 아니라 아메리카 대륙에서 유래했다는 사실이 확실해졌다고 설명함으로써 곤란한 상황을 무사히 넘길 수 있었다.

내가 볼 때 1957년의 아시아 독감(H2N2)과 1968년의 홍콩 독감(H3N2) 팬데믹을 일으킨 바이러스의 적혈구 응집소, 뉴라민산 가수분해효소, PB2 유전자는 아시아의 야생 물새에서 유래했지만, 1918년과 2009년의 H1N1 인플루엔자 바이러스 팬데믹이 아메리카 대륙에서 기원했다는 사실은 두 바이러스의 적혈구 응집소 유전자가 아메리카 대륙의 야생 물새에서 유래했을 가능성을 시사한다.

13

사스, 그리고 두 번째 유행

SARS, and a second bird flu outbreak

2013년 2월 상하이의 시민과 가금류에서 두 번째 조류독감이 출현했다. 병원체는 인플루엔자 바이러스 H7 아형이었다. H7N9 바이러스는 닭에게 거의 알아차리지 못할 정도로 가벼운 질병을 일으켰지만, 사람이 감염되면 치사율이 약 30%에 이르렀다. 증상은 H5N1 조류독감과 거의 동일해, 고열과 인후통으로 시작했다가 금방 폐렴으로 진행했다.[75] H5N1 감염자는 대부분 건강한 중년 여성이었지만, H7N9에 감염된 사람은 대개 노년의 남성으로 심장병이나 천식 같은 만성 건강 문제가 있었다.

LBM의 가금류가 아무런 증상을 나타내지 않았으므로, 인간은 다시 한번 탄광 속 카나리아 노릇을 했다. 하지만 이번에는 중국 보건당국의 대응이 매우 신속했다. 그들은 인간과 가금류에서 질병이 발생했음을 즉시 WHO에 보고했으며, 유전 부호 전체를 포함해 H7N9 인플루엔자 바이러스에 대한 모든 정보를 공개했다. 이런 개방성과 정보 공유는 칭찬과 감사를 받아 마땅하다. 2006년 역시 중국에서 시작된 중증급성호흡기증후군 severe acute respiratory syndrome, SARS 때보다 훨씬 전향적인 대응에 나선 결과는 '원 월드 원 헬스' 개념의 중요성을 여실히 보여주었다.

여기서 잠시 H7N9에서 벗어나 사스를 살펴보는 것도 의미가 있을 것 같다. 홍콩 대학에서 H5N1 조류독감에 대응하기 위해 개발한 인프라스트럭처가 2003년 사스를 발견하는 데 완벽한 역할을 수행했기 때문이다. 사스는 코로나바이러스의 일종인 사스-코로나바이러스가 일으키는 호흡기 질병이다. 특징적으로 오한, 근육통, 두통, 식욕 저하가 나타나기 때문에 처음에는 H5N1 조류독감이라고 생각되었다. 사스-코로나바이러스는 호흡기 비말, 대변, 소변을 통해 인간에서 인간으로 전파된다. 사망률은 연령과 관련이 있어서 25세 미만에서는 1% 미만이지만, 65세 이상 인구에서는 50%가 넘는다. 원래 동물 바이러스였던 사스-코로나바이러스는 광둥성에서 인간 유행을 일으킨 후, 이 지역을 방문한 홍콩 주민들을 통해 싱가포르와 캐나다에서 이차 유행을 일으켰다. 바이러스는 호텔과 병원을 통해 빠른 속도로 퍼지며 새로운 팬데믹으로 발전할 모든 징후를 나타냈다.

맬릭 파이리스는 사스의 원인 병원체를 분리해 코로나바이러스임을 밝힘으로써 향후 백신 개발 가능성을 높였으며, 위생을 통한 통제 전략을 개발했다.[76] 한편 이 구안Yi Guan은 중국 남부의 살아 있는 동물 시장에서 유통되는 아시아사향고양이Paradoxurus hermaphroditus가 바이러스를 인간에게 전파하는 중간숙주임을 밝혔다.[77] 이런 시장에서는 이국적인 맛을 선사하는 야생동물로서 사향고양이를 판매했다. 유행이 시작되자 시장에서 팔리던 사향고양이는 모두 살처분되었으며, 사향고양이를 사육하던 농장들도 폐쇄되었다. 역시 홍콩 대학 연구자인 궉 융 유엔Kwok Yung Yuen은 나중에 사스 바이러스의 궁극적인 기원이 홍콩 일대의 토종 동물인 관박쥐Rhinolophus임을 밝혀냈다. 박쥐 개체군은 특별한 통제 노력 없이 그대로 유지되었다. 이제 사람들이 박쥐 서식지를 방문하는 것이 얼마나 위험한지 알게 되었을 뿐이다.

연구자들은 사스 바이러스가 눈 깜짝할 사이에 인간에서 인간으로 전파되는 능력을 획득한 것을 보고 깜짝 놀랐다. 특히 인플루엔자 바이러스학자들은 이 점을 두고두고 교훈으로 삼아야 할 것이다. 다행히 역학 연구를 통해 손을 잘 씻고, 마스크를 착용하며, 위생 수칙을 철저히 지키면 바이러스 확산을 막을 수 있다는 사실이 밝혀졌다. 사스의 총 감염자는 대략 8,096명이었으며, 그중 724명이 사망했다(중국 648명, 캐나다 43명, 싱가포르 33명). 다시 한번 초기에 중국 보건당국이 신종 질병에 대한 정보 공유를 꺼린 탓에 유행을 조기 통제할 기회를 놓친 것이다.

2013년 상하이에서 두 번째 조류독감 바이러스인 H7N9이 출현한 때로 돌아가 보자. 1997년 H5N1 조류독감 유행 때 LBM이 어떤 역할을 했는지 알았으므로, 우리는 이번에도 LBM이 H7N9 바이러스의 근원지일 것으로 생각했다. 상하이 보건당국은 LBM 폐쇄를 권고했다. 방역 조치의 효과는 16년 전 홍콩에서와 똑같았다. 새로운 인간 인플루엔자 증례 수는 바로 0으로 떨어졌다. 상하이 LBM에 있던 가금류는 어떻게 되었는지 분명치 않다. H7N9에 감염되었지만 아무 증상을 나타내지 않은 닭 중 적어도 일부가 트럭에 실려 남부 여러 도시의 시장으로 옮겨졌다는 소문이 있다. 사실이라면 그것이야말로 이후 바이러스가 LBM을 폐쇄하지 않은 도시들로 빠르게 확산된 이유일 것이다.

실험실에서 바이러스를 조사한 결과 H5N1과 놀랄 정도로 비슷했다. H7N9의 유전자 분절 여덟 개 중 여섯 개가 H9N2 바이러스에서 온 것이었다. 표면의 적혈구 응집소는 야생 오리의 인플루엔자 바이러스에서, 뉴라민산 가수분해효소는 또 다른 야생 오리의 인플루엔자 바이러스에서 유래했다(그림 13-1).

H9N2 인플루엔자 바이러스는 새로운 병원체가 아니지만, '조력자' 역할을 했다. H7N9에 가금류에서 인간으로 전파되는 능력, 심지어 중증 질환과 사망을 야기하는 능력을 부여한 것이다. 2010년에서 2013년까지 중국에서 수행된 연구에 따르면 H9N2 바이러스

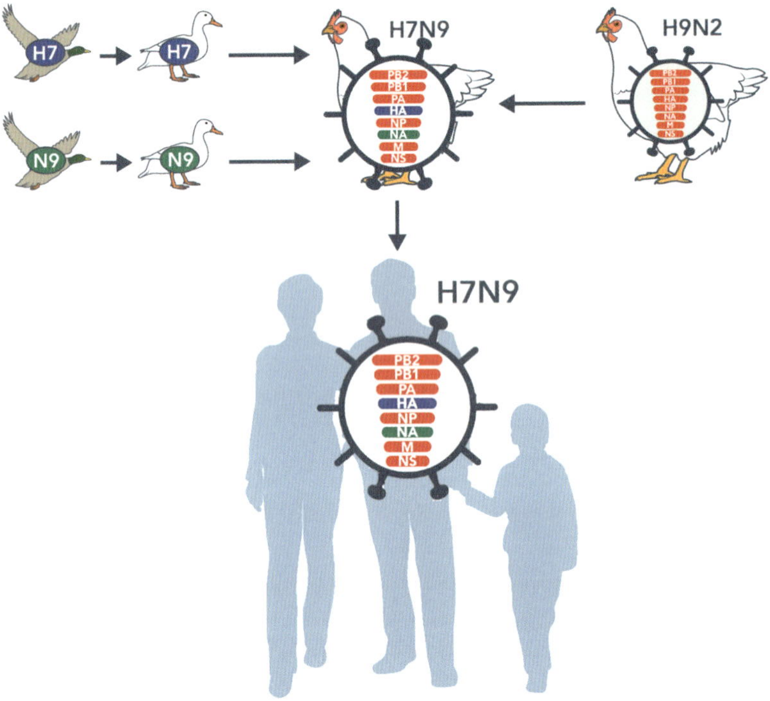

그림 13-1 두 번째 조류독감 바이러스인 H7N9도 삼중 재조합(잡종) 바이러스였다. 적혈구 응집소(H7) 분절은 아시아 야생 오리에서 집오리로 전파된 인플루엔자 바이러스에서 온 것이었다. 뉴라민산 가수분해효소(N9) 분절은 역시 아시아 야생 오리에서 집오리로 전파된 또 다른 인플루엔자 바이러스에서 유래했다. 나머지 여섯 개의 유전자 분절은 양계용 닭의 H9N2에서 유래했다. 이렇게 출현한 신종 바이러스 H7N9은 인간에게 퍼져 30%가 넘는 치사율을 기록했다.

는 중국 대부분의 지역에 널리 퍼져 양계장의 산란율을 크게 떨어뜨렸다.[78] H9N2에 대한 가금류 백신은 1990년대 초에 개발되었다. 백신은 산란율 감소를 회복하는 데 효과가 있었지만, 바이러스 변이를 더욱 부추겼다. H9N2 바이러스가 변하면서 계속 새로운 백신이 만들어졌다. 하지만 2013년에 결국 H9N2 바이러스는 H7N9과 유전

자 재편성을 통해 인간에게 전파되는 조류독감 바이러스를 출현시켰다.[79]

상하이 지역 H7N9 유행의 첫 번째 파동 중에는 135명이 감염되어 45명이 사망했다. 실험실 연구 결과 H7N9 바이러스는 인간에서 인간으로 전파될 가능성이 있는 특징들을 획득한 것으로 밝혀졌다. H5N1과 H7N9 중 어떤 바이러스가 인간에서 인간으로 전파되는 능력이 큰지 알기 위해 페럿(인간 전염 위험을 검사하는 데 가장 좋은 모델이다)을 대상으로 위험 평가 연구를 수행했다. 코를 통해 두 마리의 페럿을 H5N1 또는 H7N9에 감염시킨 후, 각각 네 마리의 건강한 페럿이 들어 있는 우리에 집어넣어 직접 접촉에 의한 전염을 평가했다. 동시에 20센티미터 떨어진 곳에 다른 네 마리의 건강한 페럿이 들어 있는 우리를 두어 에어로졸을 통해 전파되는 능력을 평가했다.

H5N1 바이러스는 감염된 동물과 접촉한 모든 페럿에게 전염되었지만, 이웃한 우리에 있는 페럿들에게는 전염되지 않았다. 반면 H7N9 바이러스는 직접 접촉한 모든 페럿은 물론, 이웃한 우리에 있던 네 마리 중 두 마리에게 전파되었다. 에어로졸을 통해 전염될 수 있다는 뜻이었다. H7N9 인플루엔자 바이러스는 공기를 통해 전파될 가능성이 훨씬 높았다.

H7N9에 감염된 인간 증례가 발생하지 않자 상하이에서는 LBM이 다시 문을 열었다. 그러자 간헐적으로 인간 감염이 보고되기 시작했다. 그 사이 바이러스는 중국 남부로 퍼져 2014년 1월에 광저

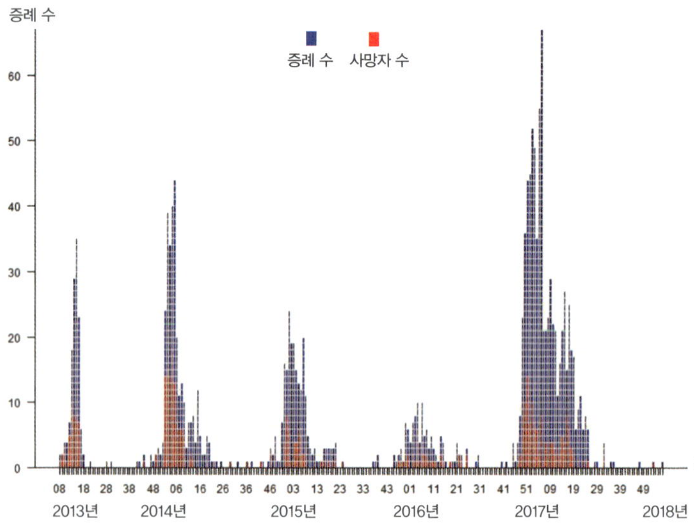

그림 13-2 2013년 이후 중국의 H7N9 조류독감 인간 감염자 수 추세. 매년 겨울에 가장 많은 감염이 발생했다. H7N9 인간 감염은 대부분 인간과 가금류의 직접 접촉을 통해 발생했으며, 접촉은 대개 LBM에서 일어났다. LBM을 폐쇄하면 감염자 수가 크게 감소했다. 이 시기 총 1,623명의 인간 감염자가 발생해 620명이 사망했다. 현재까지 바이러스는 인간에서 인간으로 전염되는 능력을 획득하지 못했지만 2016~17년에 증례 수가 크게 증가한 것은 매우 불안하다. 출처: 세계보건기구

우에서 첫 번째 인간 감염례가 발견되었다. 감염된 가금류가 아무런 증상을 나타내지 않으므로 이런 전파는 불가피한 것이었다. 철새가 바이러스 전파에 관여한다는 증거는 없었지만, 카나리아나 사랑앵무budgerigar 등 작은 가금류와 참새 등의 작은 조류는 격리시설에서 실험적으로 감염시킨 결과 국지적으로 바이러스를 전파할 수 있는 것으로 나타났다. 초기에 감염된 연령군이 고령의 남성이었으므로 우리는 반려 조류와 함께 산책하며 말을 거는 중국의 전통이 감염과 관련이 있지 않을까 의심했다.[80]

현재까지 H7N9 바이러스는 중국 인접 국가로 퍼지지 않았지만, 중국에서 감염된 사람이 대만으로 바이러스를 옮긴 경우는 있다. 하지만 바이러스는 아직 인간에서 인간으로 전파되는 능력을 획득하지는 못했다. '아직까지는' 그렇다는 뜻이다! 2014년 이후 매년 겨울 H7N9 바이러스는 중국에서 LBM을 통해 전파되어 심한 질병과 사망을 일으켰다. 질병 패턴도 크게 변해 보다 넓은 연령군과 건강한 사람까지 침범한다(그림 13-2).

2017년 2월 초 내가 홍콩에서 H7N9 유행에 대해 논문을 쓰고 있을 때, 바이러스에 극적인 변화가 일어났다. 중국 전역에서 H7N9 인간 감염이 평소보다 훨씬 큰 피크를 기록했다. 2013년 2월부터 2016년 말까지 H7N9은 가금류에서 눈에 띄지 않는 질병을 일으켰다. 그러다 갑자기 H5N1처럼 닭에게 치명적인 바이러스가 되었다. 중국은 물론 다른 지역 과학자들도 진작 이런 변화를 예상하고 있었다. 닭에게 치명적인 감염을 일으키는 것이 H5와 H7 인플루엔자 아형의 특징이었기 때문이다.

우리는 닭에게 치명적인 바이러스가 되려면 H7 스파이크에 정확히 어떤 변화가 필요한지 이미 알고 있었기에, 실제로 언제 그런 일이 일어날지 오래 전부터 지켜보고 있었다. 2017년 내가 논문을 쓰던 바로 그 시점에 H7N9은 닭에 국한된 감염을 일으켰고, 다른 숙주 동물에게는 퍼지지 않았다. 따라서 닭들을 살처분하는 것은 엄청나게 큰 일이기는 해도, 그만한 가치가 있었다.

H7N9 조류독감 바이러스가 중국에서 매년 겨울마다 기승을 부리는 사이에 H5 역시 영역을 넓혀갔다. 치명적인 H5N1 바이러스는 이제 많은 국가의 가금류에 영구적으로 자리를 잡은 것으로 보이며 중국, 베트남, 인도네시아, 인도 아대륙, 이집트에서는 풍토병이 되었다. 2015년 이집트에서는 대규모 인간 유행이 발생해 136명이 감염되고 39명이 사망하기도 했다.

이들 바이러스는 지금도 계속 변하고 있으며, 그 사이에 수많은 잡종이 출현했다. 그중 하나는 야생 오리에게 쉽게 전파되는 능력을 갖고 있었는데, 급기야 2014년 한국에서 새로운 뉴라민산 가수분해효소를 획득해 H5N8 인플루엔자 바이러스로 변했다. 그야말로 날개를 단 셈이었다. 2014년 1월에서 3월까지 H5N8은 일본의 야생 물새에서 발견되었으며, 4월과 5월에 걸쳐 시베리아와 알래스카의 야생 물새에게 번졌다. 9월과 10월에는 유럽과 북미에서 야생 조류와 가금류를 가리지 않고 모습을 드러냈다.

모든 사람이 두려워하던 아시아 H5 바이러스가 아메리카 대륙에 나타난 것은 이때가 처음이었다. 과거 유행했던 H5N1은 이렇게까지 퍼지지 못했다. H5N8은 워싱턴주에서 포획해 기르던 흰매gyrfalcon에서 처음 검출되었다. 이 바이러스는 한국에서 발견된 오리 H5N8과 동일했다. 분명 철새를 통해 퍼졌을 것이다. 아메리카 대륙에 유입되자마자 바이러스는 그곳 야생 물새의 인플루엔자 바이러스와 유전자 재편성을 일으켜 H5N2와 H5N1 등 두 가지 후손 바이러스를 만들어냈다. 졸지에 워싱턴주 야생 조류 사이에 H5N8, H5N1, H5N2 등 치명적인 H5 인플루엔자 바이러스가 세 종류나 존재하게 된 것이다. 알래스카와 캐나다의 야생 오리들은 10월과 11월에 걸쳐 남쪽으로 이동한다. 바이러스는 그 무리에 섞여 태평양철새이동경로Pacific Flyway를 따라 남쪽으로 확산했다. 세 종류의 바이러스가 워싱턴, 아이다호, 오리건, 캘리포니아의 기업형 가금류 농장들을 급습하자 닭과 칠면조의 폐사율이 최대 100%에 이르렀다(그림 13-3).

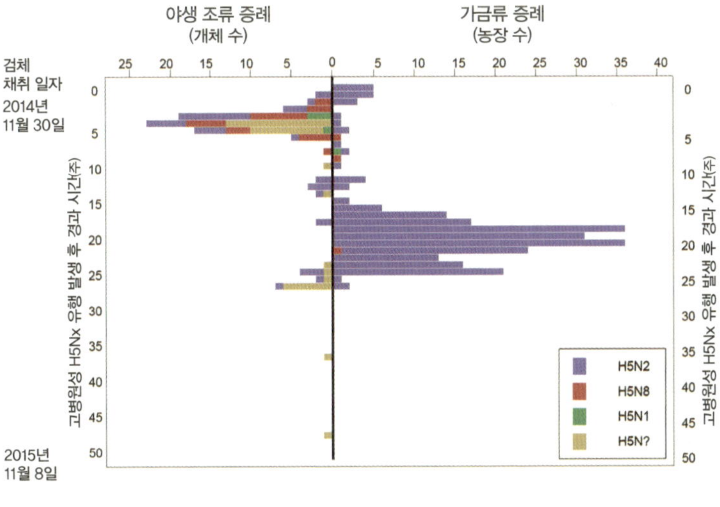

그림 13-3 북미의 야생 조류 및 가금류에서 발생한 H5Nx 인플루엔자 유행. 한국에서 북미로 유입된 치명적인 H5N8 바이러스는 야생 물새의 인플루엔자 바이러스와 유전자 재편성을 통해 H5N1과 H5N2 잡종 바이러스를 낳았으며, 이 바이러스들은 다시 철새와 가금류에게 퍼졌다. 가장 치명적인 것은 H5N2였다. 그 확산을 막기 위해 4,200만 마리의 닭과 750만 마리의 칠면조를 살처분해야 했다.

가장 파괴적이며 전염성이 강한 바이러스는 H5N2였다. 2015년 4월에서 5월 사이에 중미에서 캐나다로 이동한 오리들이 이 치명적인 바이러스를 가금류 농장이 밀집한 미시시피 계곡 상류로 옮겼다. 높은 수준의 생물 보안을 유지하라는 경보가 내려졌지만, H5N2와 H5N8은 220곳이 넘는 가금류 농장을 감염시켰다. 좋은 소식이 있다면 인간 감염이 발생하지 않았다는 것이다. 아마도 미국 중서부에는 LBM이 없기 때문일 것이다. 또 다른 설명은 H5N8이 아메리카 대륙의 인플루엔자 바이러스들과 유전자 재편성을 일으키면서 인간을 감염시키는 능력(H9N2에서 획득한)을 일부 잃었을지 모른다는 것이다.

미국 농업당국이 선택한 전략은 살처분, 격리 검역, 농가에 대한 보상이었다. 4,200만 마리가 넘는 닭과 750만 마리의 칠면조가 살처분되었다. 각기 미국 전체 사육 두수의 약 10%와 3%에 해당하는 규모였다. 이런 일이 벌어지는 동안 H5 인플루엔자 바이러스는 85종의 야생 조류에서 검출되었다.

2015년 여름(7~8월)이 되자 가금류 농장에서 H5의 새로운 유행이 잦아들었다. 농업당국은 숨을 죽인 채 캐나다에서 오리류 철새들이 날아오는 순간을 기다렸다. 오리들이 H5 바이러스를 또 가져올까? 농부들은 정성 들여 키운 새들을 가금류 백신으로 보호하게 해달라고 농무성에 애원했다. 실제로 농무성은 수천만 도스의 H5 백신을 준비했지만, 농장주들에게 사용 허가를 내주지는 않았다. 바이러스의 토착화를 두려워했기 때문이다(11장 참고). 야생 오리들은 비슷한 시기에 남쪽으로 날아왔지만, H5 인플루엔자 바이러스를 가져오지는 않았다. 뿐만 아니라 2016년 6월 이후 북미의 가금류 농장에서는 H5 인플루엔자 유행이 발생하지 않았다. H5 바이러스의 흔적(H5N2 바이러스의 H 스파이크 유전자 염기서열 등)은 야생 조류에서 두 번 발견되었지만, 북미에서 살아 있는 바이러스가 발견된 적은 없다.

야생 물새에서 치명적인 H5 인플루엔자 바이러스가 왜 갑자기 사라졌는지는 수수께끼다. 다양한 설명이 제기되어 논란을 일으켰을 뿐이다. 우리 팀은 40년 이상 미국과 캐나다 앨버타주에서 야생 오리의 인플루엔자를 조사했지만, 역시 2016년 6월 이후로는 치명적인 H5나 H7 바이러스를 발견한 적이 없다.[81] 우리는 야생 오리들이 아직 밝혀지지 않은 기전을 통해 치명적인 H5와 H7 바이러스를 번식지에서 몰아낸다고 믿는다. 하지만 치명적이지 않은 유형의 H5와 H7은 물론, 세계 각지에서 발견되는 거의 모든 인플루엔자 바이러스가 지금도 겉보기에 건강한 어린 오리들에게서 주기적으로 발견된다.

한 가지 가능성은 치명적이지 않은 H5와 H7을 비롯해 엄청나게 다양한 인플루엔자 바이러스에 노출된 결과 오리들이 어떻게든 집단면역을 갖게 된다는 것이다. 다른 기전이 작용할지도 모른다. 예컨대 오리에게 인플루엔자에 대한 면역을 제공하는 유전자 같은 것이 있을 수도 있다. 유감스럽게도 닭은 야생 조류에서 진화하는 과정에서 이 유전자를 잃어버렸을 것이다. 하지만 일부 과학자는 이런 설명에 동의하지 않으며, 치명적인 H5 바이러스가 여전히 야생 물새 사이에 도사리고 있다고 믿는다. 모든 것은 시간이 말해줄 것이다. 왜 치명적인 H5와 H7 인플루엔자 바이러스가 야생 물새에게 병을 일으키지 않는지에 대해서는 보다 깊은 과학적 연구가 필요하다.

한편 아시아에서 계속 문제를 일으키던 H5 계열의 치명적인 바이러스들은 그 지역에 존재하는 다른 인플루엔자 바이러스들과 활발하게 유전자 재편성을 일으켜 H5N6 인플루엔자 바이러스를 만들어냈다. 이 바이러스는 2017년에 중국, 미얀마, 대만, 베트남의 가금류에서 치명적인 유행을 일으켰다. 이처럼 끊임없이 변하면서 다른 바이러스의 유전 정보를 획득해 잡종을 만들어내는 경향은 언젠가 H5와 H7 인플루엔자 바이러스가 사람에서 사람으로 전파되는 능력을 획득하리라는 심각한 우려를 낳는다. 최근까지도 일부 연구자는 조류독감이 20년 이상 전 세계를 휩쓸면서도 아직 사람에서 사람으로 전염되지 않는 것으로 보아, 이 바이러스들은 그럴 능력이 없으며 앞으로도 그러지 않을 것이라고 믿었다. 하지만 두 연구팀에서 H5N1 조류독감 바이러스가 이웃한 우리에 있는 페럿에게 전파되어 심각한 질병을 일으킬 수 있음을 입증하면서 이런 안일한 생각은 산산조각 나고 말았다(16장 참고).

이처럼 활발한 진화 결과 H5와 H7에 수많은 변종이 생겨나고, 이들 '불길한' 인플루엔자 바이러스가 유라시아의 최소한 네 곳에서 토착화됨에 따라 이제 인플루엔자 연구계는 대비 태세를 갖춰야 하며, 불가피하게 다가올 인간 팬데믹에 대처할 전략이 시급하게 필요하다고 믿게 되었다.

14
스페인 독감의 비밀을 찾아

Digging for answers on the 1918 Spanish influenza

1918년 스페인 독감 바이러스는 어떤 특별한 점이 있었기에 두 차례의 세계대전을 합친 것보다 더 많은 사람을 죽음으로 몰고 갔을까? 1980년대에 이 질문은 너무나 중요하면서도 답할 수 없는 거대한 수수께끼였다. 그 비밀을 풀려면 바이러스를 손에 넣어야 했다. 유감스럽게도 인플루엔자의 병원체가 바이러스라는 사실은 1930년대에 이르러서야 밝혀졌으므로 1918년 팬데믹 당시 보존된 검체는 하나도 없었다. 유일한 희망은 당시에 사망한 병사나 환자에게 채취해 포르말린 속에 보존된 조직을 찾는 것이었다. 많은 의과대학의 병리과나 병리학 박물관에서 이런 조직을 큰 유리병에 담아 전시하곤 했다. 또 다른 가능성은 북극지방에서 사망해 영구동토 속에 묻힌 유해를 발굴해 조직을 얻는 것이었다. 이미 60년이 흘렀다. 과연 이처럼 예상치 못한 장소에서 스페인 독감 바이러스의 표본을 찾을 수 있을까?

1980년대에 열린 여러 학회에서 세인트주드 팀은 스페인 독감으로 진단받은 사람의 폐나 기타 조직을 포르말린에 담아 보존한 곳을 알면 언제라도 연락해달라고 동료들에게 요청했다. 그러다 워싱턴 DC에 있는 미군 병리연구소US Armed Forces Institute of Pathology에서 1918년 팬데믹이 정점에 달했을 때 군기지에서 사망한 젊은 병사들의 조직을 대량 보관하고 있다는 소문을 들었다. 나는 즉시 그 연구소의 더글러스 위어Douglas Weir에게 편지를 써서 1918년 인플루엔자가 왜 그토록 심했는지 밝혀내는 공동 연구를 제안했다. 그런 조직에서 살아 있는 바이러스를 얻을 수 없다는 것은 양측 모두 알았다. 포르말린이야말로 백신을 제조할 때 인플루엔자 바이러스를 사멸하기 위해 사용하는 물질이기 때문이다. 하지만 바이러스의 유전 부호는 알아낼 수 있었다. 어쩌면 바이러스의 유전 물질은 화학적으로 잘 보존되어 있을지도 몰랐다.

위어가 즉시 긍정적인 답장을 보내왔기에 우리는 몹시 기뻤다. 1990년 2월 2일, 1918년 스페인 독감 희생자 아홉 명의 포르말린 고정 폐 표본이 도착했다. 엄청나게 귀중한 연구 재료였다. 우리는 새로운 분석 방법을 개발한 후, 치명적인 질병을 일으키는 인플루엔자 바이러스에 감염시킨 마우스와 페럿의 폐와 기도 조직을 포르말린으로 고정해 새로 개발한 방법을 세세한 부분까지 다듬었다. 실험 방법이 충분히 정교하다는 생각이 들자 마침내 위어가 보내준 폐 표본으로 연구를 시작했다.

동물 조직으로 실험할 때는 극소량의 인플루엔자 바이러스 유전 부호를 검출할 수 있었지만, 인간 조직 실험 결과는 실망스러웠다. 인플루엔자 바이러스에서 유래했으리라 생각되는 유전 부호를 거의 찾을 수 없었다. 거의 70년을 포르말린 속에 잠겨 있는 동안 유전 물질을 구성하는 분자들이 조각조각 떨어져 나간 것 같았다.

첫 시도는 실망스러웠지만, 몇 년 뒤 우리는 그간 엉뚱한 짓을 하지 않았음을 알고 뛸 듯이 기뻤다. 미군 병리연구소의 제프리 타우벤버거Jeffery Taubenberger는 포르말린으로 고정한 후 파라핀에 포매한 조직 절편을 만들어 1918년 독감 희생자들의 폐 조직을 오래도록 조사해왔다. 우리가 분석한 조직만큼 오랜 기간 동안 포르말린에 노출되지 않았기 때문인지, 그는 최초로 1918년 스페인 독감 바이러스의 유전 부호를 몇 조각 발견할 수 있었다. 이 획기적인 연구는 권위 있는 학술 저널《사이언스》에 게재되었다.[82]

이제 타우벤버거 연구팀은 다른 문제에 부딪혔다. 조직 블록에서 인플루엔자 바이러스 게놈의 짧은 절편은 얻을 수 있었지만, 게놈이 전체적으로 어떻게 구성되었는지는 여전히 수수께끼였다. 파라핀 블록으로 포매된 폐 조직은 점점 없어지고 있었다.

한편 커스티 던컨Kirsty Duncan이 이끄는 캐나다 윈저 대학 연구팀은 1918년 스페인 독감으로 사망한 젊은이들의 조직 검체를 얻으려는 시도에 나섰다. 그들은 노르웨이 본토에서 북쪽으로 약

1,000킬로미터 떨어진 스피츠베르겐Spitsbergen이라는 섬에 석탄 광부로 일하러 가는 길에 감염되었다. 매년 여름 광산주들은 본토의 도시 트롬쇠Tromsø에서 건장한 젊은이를 모집했다. 광산에서 일 년만 일하면 작은 농장을 마련할 만큼 돈을 모을 수 있었으므로 경쟁이 치열한 일자리였다.

던컨은 스피츠베르겐으로 항해하는 도중 19세에서 28세 사이의 젊은이 일곱 명이 감염되었으며, 섬에 도착하고 얼마 안 되어 심한 인플루엔자로 사망했다는 기록을 발견했다. 그들은 1918년 10월 27일 롱위에아르뷔엔Longyearbyen 마을의 교회 묘지에 묻혔다.[83] 던컨은 유해를 발굴하고 조직 검체를 얻는 데 필요한 모든 승인을 얻어냈다. 그녀가 조직한 국제연구팀은 지질학자, 고고학자, 법의학자, 의사, 그리고 나와 WHO 네트워크의 고참 인플루엔자 바이러스학자들을 포함한 과학자들이 참여했다.[84] 이렇게 복잡한 원정을 조직하는 데는 당연히 긴 시간이 걸렸다. 계획이 제안된 것은 1992년이었지만, 유해 발굴에 착수한 것은 6년이 지난 1998년이었다.

첫 번째 의문이 제기되었다. 교회 묘지에 서 있는 십자가들이 실제로 광부들의 무덤을 표시한 것일까? 제1차 세계대전 중 이 마을은 격렬한 폭격으로 대부분의 건축물이 파괴되었다. 정확한 매장지를 찾기 위해 던컨 팀은 땅속에 있는 모든 전파 교란물과 그 깊이를 알아낼 수 있는 지면 투과 레이더를 이용했다. 십자가로 표시된 일곱 개의 무덤 모두 2미터 깊이에 전파를 교란하는 물체가 묻혀 있었다. 영구동토라고 해도 지면에서 0.8~1미터까지는 매년 여름

땅이 녹았다가 겨울에 다시 얼어붙는 활성층이므로, 이런 소견은 시신들이 79년간 그 자리에서 얼어붙은 상태로 있었음을 시사했다.

이 사실이 밝혀지자 심각한 문제가 제기되었다. 정말로 냉동 상태의 조직 속에 바이러스가 살아 있다면 1918년의 인플루엔자 바이러스를 세상에 풀어놓는 꼴이 되지 않을까? 과학자들은 가능성이 매우 낮다는 데 동의했지만, 그런 일이 절대 불가능하다고 자신 있게 말할 수 있는 사람은 없었다. 이미 복잡하기 짝이 없는 원정 연구에 생물학적 안전성을 보장하고, 모든 연구 인력과 환경을 보호하기 위한 생물 보안 조치를 취해야 한다는 문제까지 대두된 것이다.

연구팀은 공기를 주입해 부풀리는 이동식 외과 병동을 공수해와 교회 묘지 발굴 현장을 완전히 덮었다. 병동 내에는 화학약품과 오염 방지제 샤워 시설이 갖춰졌고, 모두가 마스크와 방호복을 착용했다. 아마 현지인들은 여러 개의 냉동고와 온갖 장비가 가득 든 선적용 컨테이너를 언덕 위로 끌어올리는 모습을 보고 우리를 정신 나간 사람들이라고 생각했을 것이다(그림 14-1).[85]

추가적인 보호 조치로 조직 채취 중에 모든 사람이 바이러스에 노출되는 경우를 대비해 인플루엔자 치료제인 타미플루까지 공수했다. 마침내 발굴이 시작되었다. 땅을 파자마자 첫 번째 관이 드러났다. 땅을 파던 사람은 계획된 안전 조치에 따라 즉시 타미플루를 복용했지만, 이튿날 아침이 되자 심한 복통과 메슥거림을 호소했다. 뭔가 관에서 누출되었을까? 거의 가능성이 없는 일이었다. 아니나 다를까, 그는 금방 회복했다.

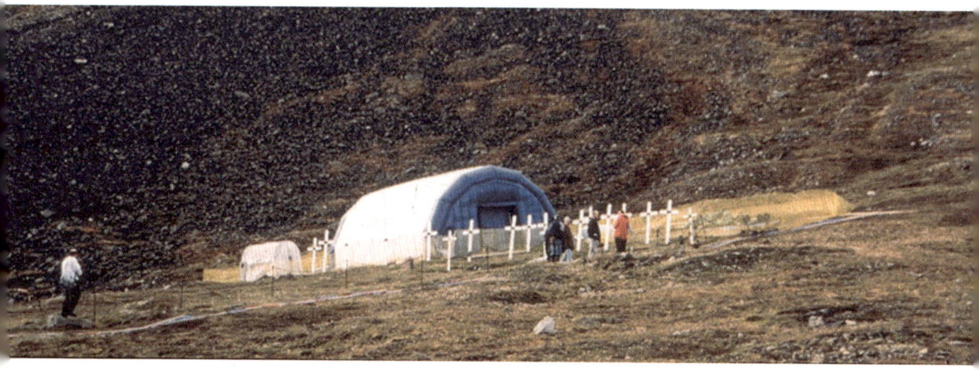

그림 14-1 노르웨이 스피츠베르겐 섬 롱위에아르뷔엔 교회 묘지 발굴 현장.
1918년 스페인 독감으로 사망한 일곱 명의 젊은이가 이곳 영구동토층에 묻혔다.

결국 신중에 신중을 기한 계획과 안전성 조치는 모두 불필요한 것으로 판명되었다. 알고 보니 일곱 개의 관은 모두 얕은 흙속에 묻혀 있었다. 영구동토의 활성층에서 79년간 얼었다 녹기를 반복했던 것이다. 남은 것은 골격과 뇌 조직, 골수뿐이었다. 나중에 뇌 조직과 골수를 분석했지만 우리가 찾던 유전 정보는 나오지 않았다. 일부 시신은 신문지로 싸여 있었는데, 발간 일자는 매장 일자와 일치했다. 그러니까 지면 투과 레이더는 목재 관과 유해를 감지하지 못한 것이다. 2미터 아래에 있는 전파 방해물은 묘지를 팔 때 영구동토층을 느슨하게 하기 위해 인부들이 사용한 발파용 화약으로 짐작되었다.

완벽하게 계획되고 실행된 스피츠베르겐 원정 연구는 수포로 돌아갔지만, 오래지 않아 타우벤버거는 생각지 않은 곳에서 그토록 간절히 찾던 표본을 얻었다. 1918년 스페인 독감 바이러스의 유전자 염기서열을 부분적으로 분석한 논문을 발표한 후, 그는 샌프란시스코에서 보낸 편지를 한 통 받았다. 발신인은 요한 훌틴Johan Hultin이라는 은퇴한 의사였다. 훌틴은 알래스카 영구동토층에 묻힌 1918년 독감 희생자의 조직을 원하느냐고 물었다. 타우벤버거는 귀를 의심했다. 행운이 하늘에서 떨어진 것이다. 훌틴이 다음주에 알래스카로 가서 검체를 채취하자고 제안했을 때는 기뻐서 정신이 나갈 지경이었다.

알고 보니 훌틴은 타우벤버거와 비슷한 목표를 정열적으로 추구해온 사람이었다. 1918년의 인플루엔자는 대체 어떻게 그토록 짧은 기간 동안 그토록 많은 젊은이를 죽음으로 몰고 갔을까? 46년 전 아이오와 주립대학 대학원생 시절에 훌틴은 1918년 인플루엔자 바이러스를 찾기 위한 알래스카 원정대의 일원이었다. 1951년 6월 그는 아이오와 주립대학 과학자였던 로버트 맥키Robert McKee, 잭 레이턴Jack Layton과 함께 알래스카로 날아가 알래스카 대학 고생물학자인 오토 가이스트Otto Geist를 만났다. 네 사람은 수어드 반도Seward Peninsula의 브레비그 미션Brevig Mission에서 유해들을 발굴했다. 그리고 영구동토층 깊숙이 묻혀 있던 1918년 희생자들의 폐 조직을 채취했다. 그들은 표본을 냉동 상태로 아이오와 대학까지 가져갔다. 훌틴은 마침내 바이러스를 분리할 수 있으리라 희망에 부풀었지만, 일은 그렇게 풀리지 않았다. 그들은 닭 배아에서 바이러스를 배양하려고 여러 번 시도했지만 완전히 실패하고 말았다(그림 14-2).[86]

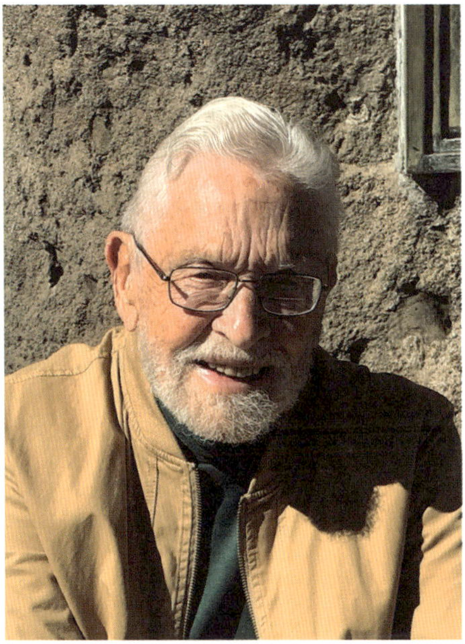

그림 14-2 요한 훌틴은 브레비그 미션에서 표본을 채취했다.
그 덕에 제프리 타우벤버거는 1918년 인플루엔자 바이러스의
완전한 유전자 염기서열을 밝힐 수 있었다.

1918년 이누이트 어촌에 발생한 인플루엔자 유행은 스페인 독감이 고립된 지역사회에 얼마나 치명적이었는지 생생하게 보여준다. 훌틴이 내게 직접 들려준 이야기에 따르면 1918년 11월 알래스카에서는 선상에서 인플루엔자 증례가 발생한 모든 배에 격리 검역 조치를 시행했다. 우편선은 인플루엔자 환자가 한 명도 발생하지 않은 놈Nome에 들러 우편물을 내려놓았다. 하지만 배에 타고 있던 누군가가 인플루엔자 잠복기였던지, 우편을 배달하느라 개썰매를 끌고 100킬로미터를 달려온 썰매꾼이 혼수 상태로 브레비그 미션에 도착했다. 결국 그는 인플루엔자로 숨을 거두었다. 그가 우편물

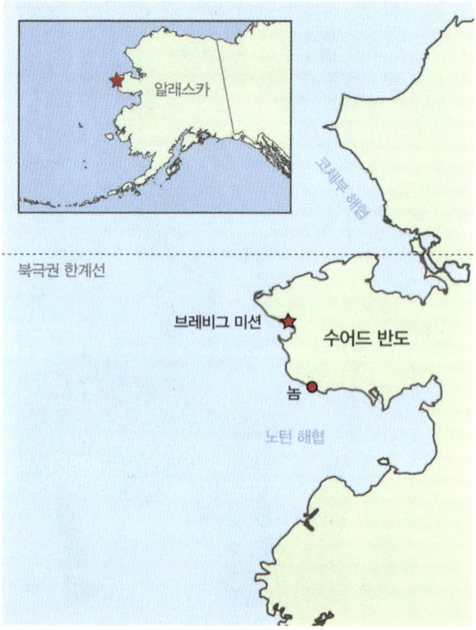

그림 14-3 브레비그 미션과 놈을 보여주는 알래스카 지도. 1918년 11월 10일 스페인 독감 바이러스는 개썰매꾼을 통해 이 지역에 유입되었다. 5일 뒤 마을 주민 80명 중 72명이 사망했다. 놀랍게도 어린이들은 살아남았다.

과 함께 들여온 괴물 바이러스로 인해 마을 주민 80명 중 72명이 사망했다. 생존자는 대부분 어린이였다. 굶주린 개들이 죽은 부모의 시체를 뜯어먹는 와중에 발견된 어린이들에 대한 기사가 신문을 장식했다(그림 14-3).[87]

1997년까지도 훌틴은 브레비그 미션 공동묘지에서 시신이 묻혀 있던 자리를 정확히 기억했다. 타우벤버거를 위해 검체를 채취하기로 한 일주일 후, 그는 아내의 정원용 전지가위(유일한 장비였다)를 챙겨 알래스카행 비행기를 탔다. 그리고 마을 족장을 만났다. 여성인 족장은 훌틴이 전에도 유해들을 발굴했음을 알고 있었다. 이야기를 마친 훌틴은 시장을 만나 발굴 허가를 얻어냈다. 주민들도 네 명의 젊은이를 보내 발굴 작업을 도왔다.

그들은 동토층을 2미터 넘게 파 들어가 예상했던 장소에서 시신들을 발견했다. 사망 당시 20대 중반이었던 루시Lucy라는 비만한 여성의 시신에서 그들은 폐가 적당히 얼어 있음을 알아냈다. 그리고 혈액으로 가득 찬 폐에서 검체를 채취했다. 그보다 보존 상태가 못한 시신에서도 폐 검체를 채취했다. 모든 검체는 구아니디늄 티오시안산 용액(인플루엔자 바이러스를 사멸하지만 유전 물질은 보존하는 물질이다)에 담갔다. 훌틴은 무덤을 복원하고 두 개의 십자가를 세웠다. 하나는 높이가 3.3미터, 또 하나는 2.1미터였다. 묘지를 정확히 표시하고, 그 아래 묻힌 사람들의 영혼을 달래기 위해서였다. 샌프란시스코로 돌아간 그는 검체를 세 개의 밀폐 상자에 나눠 담은 후 하나는 페더럴 익스프레스로, 또 하나는 미국우정공사 편으로, 마지막 하나는 미국소포우편국을 통해 발송했다. 안전성을 위한 조치였다. 타우벤버거는 세 개의 소포를 모두 수령했다. 그리고 루시의 검체에서 1918 스페인 독감 바이러스 게놈 전체를 분석하는 데 필요한 유전 물질을 얻었다.[88]

성공적으로 끝난 브레비그 미션 원정과 실패로 돌아간 스피츠베르겐 원정을 비교하지 않을 수 없다. 모든 연구 프로젝트에는 어느 정도 운에 의해 좌우되는 부분이 있다. 시작 당시에는 두 연구 모두 유망해 보였다. 브레비그 미션의 시신들은 영구동토층 깊이 묻혀 있었던 반면, 스피츠베르겐의 시신들은 그렇지 않았다. 어쩌면 스피츠베르겐 원정 연구에서 얻은 가장 유용한 정보는 타미플루를 빈속에 복용하면 심한 복통에 시달릴 수 있다는 것일지 모른다!

1918년 스페인 독감 바이러스의 게놈 전체를 분석한 것이 왜 바이러스가 그토록 치명적이었는지에 대한 답을 주었을까? 유감스럽게도 그렇지 않았다. 유전 부호만으로는 충분치 않았던 것이다.

15
마왕, 부활하다

Resurrecting the 1918 Spanish influenza

요한 훌틴이 1918년 11월에 브레비그 미션에서 스페인 독감으로 사망한 여성의 폐 조직을 제공한 덕에 바이러스의 유전 부호 전체를 분석할 수 있었다.[89] 하지만 유전 부호만으로는 다른 인플루엔자 바이러스와의 관계 등 일부 특징을 추정할 수 있을 뿐, 어떻게 그토록 빨리 퍼졌는지, 어떻게 그토록 치명적이었는지, 왜 어린이와 노인이 아니라 젊은 성인이 주로 사망했는지 같은 수수께끼는 풀 수 없었다. 이런 정보를 얻으려면 유전 부호를 이용해 바이러스 자체를 다시 만들어봐야 했다. 역사상 가장 치명적인 감염성 병원체를 부활시킨다는 타우벤버거 팀의 계획은 엄청난 논란을 불러일으켰다(그림 15-1).

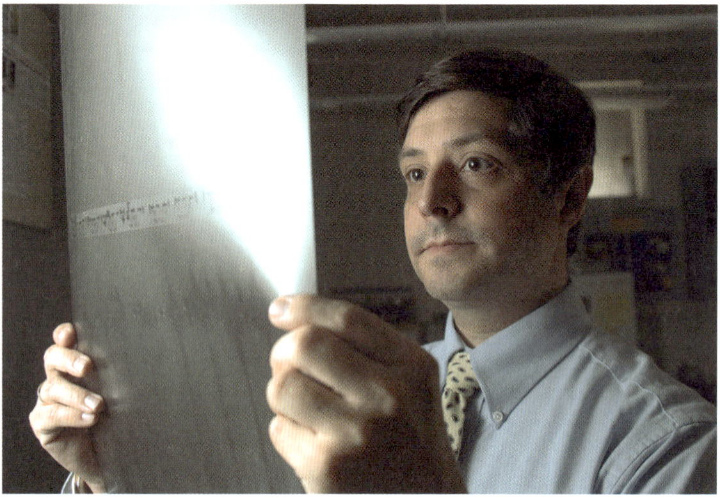

그림 15-1 제프리 타우벤버거가 자동방사선 사진을 보며 1918년 스페인 독감 바이러스의 유전자 염기서열을 판독하고 있다.

공중보건계의 반응은 즉각적이었다. 감염병 학계 일각에서는 이미 1918년 바이러스의 유전 부호조차 절대 공개해서는 안 된다고 주장한 터였다. 유전 부호를 청사진 삼아 바이러스를 부활시킨 후, 생물 테러나 생물학전에 이용할 수 있다는 것이었다. 스페인 독감 바이러스의 독성은 제1차 세계대전 말 독일군의 괴멸에 큰 역할을 한 데서 이미 생생히 드러나 있었다. 또 다른 문제는 바이러스가 우발적으로 누출될 위험이 있다는 것이었다. 연구자가 감염되거나 실험실의 생물학적 격리 설비가 고장을 일으키는 등 가능성은 얼마든지 있었다.

논문의 저자들과 미국 보건복지부 장관 자문위원회는 논문 발표 전에 이런 문제들을 모두 세심하게 고려했다(국가 보안 문제였기 때문에 미국 정부의 허가가 필요했다). 미국립 생물안전성 과학자문위원회US National Science Advisory Board for Biosafety, NSABB는 생명과학, 공중보건, 생물 보안, 법률 집행, 국가 보안, 생물 안전성 분야의 다양한 전문가로 구성된다. 바이러스의 유전 부호가 잘못 사용될 위험과 정보를 공개하는 것이 팬데믹 인플루엔자를 막는 데 도움이 될 가능성을 면밀히 견주어본 후, NSABB는 만장일치로 연구 결과 발표를 지지했다.

마찬가지로 1918년 스페인 독감 바이러스를 부활시키는 것의 위험과 이익을 철저히 검토한 후, NSABB를 포함한 과학계는 생물학적 보안 등급이 높은 실험실에서 숙련되고 믿을 만한 과학자의 손으로 바이러스를 다시 만들기로 결정했다. 간단히 말해 바이러스 자체를 다시 만들어내면 왜 그토록 치명적이었는지 밝혀질 것이고, 그런 정보야말로 장차 닥칠지 모를 치명적인 인플루엔자 바이러스들을 적절히 막아내는 데 너무나 중요하다는 것이다.

관련된 과학자들을 보호할 백신은 준비되어 있었고, 즉시 사용할 수 있는 약물도 최소한 한 가지는 개발되어 있었다. 실험이 진행될 CDC 애틀랜타 본부는 바이러스를 다룰 연구자들을 보호하고 철저한 생물 보안을 유지하기 위해 엄격하고 구체적인 지침을 마련했다. 연구자들은 공기 필터가 달린 방독면과 방호복을 반드시 착용해야 했다. 여과되거나 고압멸균을 거치지 않은 물질은 어느 것 하나 연구실 밖으로 나갈 수 없었다. 공기, 물, 쓰레기도 예외가 아니었다. 실험실을 떠날 때 연구자들은 먼저 화학약품으로 전신을 씻어낸 후, 세척된 방호복과 방독면을 벗고 온몸을 철저히 문질러 씻는 방식으로 샤워를 해야 했다.

1918년 인플루엔자 바이러스로는 두 가지가 준비되었다. 원래 바이러스의 유전자 분절 여덟 개를 모두 지닌 완전형 바이러스와 1918년 바이러스의 유전자 분절 한 개와 저병원성 H1N1 인플루엔자 바이러스의 유전자 분절 일곱 개를 지닌 잡종 바이러스들이었다. 모든 바이러스를 마우스와 페럿에 감염시켜 증식 능력을 검사했다. 하나같이 증식력이 높아 많은 양의 바이러스 입자를 생산했으며, 고열과 폐사를 유발했다.

결과는 명백했다. 1918년 인플루엔자 바이러스의 유전자 분절 여덟 개 중 단 한 개만 있어도 저병원성 바이러스를 병독성이 매우 높은 바이러스로 바꿀 수 있었다. 물론 1918년 바이러스의 유전자 분절 여덟 개를 모두 갖춘 바이러스가 가장 치명적이었다.[90] 1918년 바이러스의 유전자 분절은 하나같이 병독성이 강한 구성요소를 지니고 있지만, 이것들이 한데 모이면 슈퍼 바이러스가 되는 것이다. 마우스와 페럿에서 관찰된 결과가 영장류에도 적용되는지 확인하기 위해 가와오카 연구팀은 역시 엄격하게 생물학적 안전성을 유지한 조건 아래서 독립적으로 1918년 바이러스를 다시 만들어 게잡이원숭이Cynomolgus macaques[Macaca fasciculris]에게 감염시켜 보았다. 한 마리도 빠짐없이 꼬박 8일간 일어나지 못할 정도로 심한 병을 앓았다.[91] 흥미롭게도 바이러스는 원숭이의 호흡기(코, 인후, 폐)에서는 높은 수준으로 검출되었지만, 신체 다른 부위로는 퍼지지 않았다.

이 연구는 모든 인플루엔자 바이러스가 조류 보유숙주에서 유래한다는 우리 가설을 뒷받침해주었다. 유전 부호를 분석한 결과 1918년 바이러스의 유전자 분절은 모두 오늘날의 H1N1 균주와 크게 다른 고대의 H1N1 조류 독감 바이러스에서 유래했음이 밝혀진 것이다.[92] 1918년 바이러스가 일으킨 심한 질병은 유전자 분절이 조합된 결과 바이러스가 숙주 방어 체계의 다양한 부분을 공격했기 때문이다.

인플루엔자 바이러스 같은 감염성 병원체가 침입했을 때 우리 몸은 몇 단계의 방어선을 구축한다. 중요한 것은 침입자를 공격하는 면역세포다. 첫 번째 방어선은 침입자를 죽이는 화학물질들을 퍼붓는 것인데, 가장 먼저 공격에 나서는 물질은 인터페론이다. 인터페론은 사이토카인의 일종으로 종류가 다양하지만, 모두 바이러스 증식을 방해하면서 면역반응을 활성화하고 바이러스에 감염된 숙주세포의 파괴를 촉진한다. 특히 숙주세포와 바이러스에서 모두 단백질과 RNA 생산을 억제한다. 또한 인터페론은 다른 수백 가지 단백질의 생산을 유도하는데, 그중 일부는 면역반응을 더욱 증폭한다. 2장에서 보았듯 인플루엔자 감염 시 나타나는 근육통과 몸살은 이런 화학물질에 의해 생긴다. 문제는 이런 물질들이 과도하게 생성되면 극히 심한 독성이 나타날 수 있다는 점이다.

다음 단계로 우리 몸은 침입자의 표면에 단단히 결합하는 항체를 만들어낸다. 항체와 함께 신체가 생산하는 수많은 화학물질이

작용하면 우리 몸을 지키는 청소세포(대식세포)가 침입자를 꿀꺽 삼켜서 녹여 버리기가 한층 쉬워진다. 하지만 충분한 효과가 나타날 정도로 항체가 생산되는 데는 시간이 걸린다. 건강한 사람도 인플루엔자에 걸리면 회복되는 데 3~5일이 걸리는 것은 바로 이 때문이다. 특정 인플루엔자 바이러스의 침입을 물리치고 나면 우리 몸은 평생 그 바이러스에 대한 항체를 만드는 방법을 기억한다. 이런 현상을 '면역 기억'이라고 한다. 1918년 인플루엔자 바이러스에 감염되고 살아남은 사람들의 면역계는 약 60년 뒤인 1977년의 H1N1 러시아 독감에 감염되었을 때도, 91년 뒤인 2009년에 H1N1 팬데믹이 발생했을 때도 신속한 반응을 나타냈다.

그렇다면 1918년 바이러스가 그토록 많은 사람들을 죽음으로 몰고간 이유는 무엇일까? 연구에 따르면 이 바이러스는 감염된 동물의 몸속에서 엄청난 숫자로 증식할 수 있었다(마우스 실험에서는 다른 H1N1 바이러스의 최대 100배까지 증식했다). 또한 배양한 인간 폐세포에서도 놀랄 정도로 빨리 증식했다. 이처럼 바이러스가 활발하게 증식하면 호흡기 점막 세포에 광범위한 손상이 일어난다. 폐포 표면활성물질과 항바이러스 효과가 있는 화학물질들을 만드는 세포들이 대규모로 파괴되는 것이다. 또한 이처럼 바이러스 숫자가 많으면 우리 몸은 사이토카인을 대량으로 만들어 분비하는데, 이런 화학물질은 바이러스에게도 해롭지만 몸에도 큰 부담을 준다. 소위 '사이토카인 폭풍'이 일어나는 것이다. 결국 1918년 인플루엔자 바이러스에 감염된 사람들은 엄청난 바이러스 부담과 함께, 적절한 농도에서는 몸을 보호하지만 극단적으로 높은 농도에서는 치명적인 화학물질의 독성으로 인해 죽어갔다. 환자의 폐는 혈관에서 새어 나온 체액으로 가득 찼고, 이로 인해 저산소증이 생겨 피부가 푸른 빛으로 변했다. 사실상 물에 빠져 죽은 것이나 다름없다.

연구자들은 1918년 바이러스의 유전자 분절 중 일부가 독성이 약한 인플루엔자 바이러스를 치명적인 변종으로 바꾼다는 사실도 알아냈다. 이런 구성요소는 적혈구 응집소, 뉴라민산 가수분해효소, PB1 중합효소, 비구조(NS1) 단백질이다. 이런 요소들이 어떤 복합효과를 나타냈기에 1918년 바이러스가 그토록 치명적이었는지는 아직 완전히 밝혀지지 않았지만, 작은 NS1 단백질과 중합효소 PB1 유전자가 부호화하는 특정 소단백질(PB1-F2)이 숙주의 항바이러스 반응을 차단한다는 사실은 알려졌다.[93] 이렇게 되면 신체의 인터페론 생산 능력이 저하된다. 모든 효과를 종합하면 1918년의 인플루엔자 바이러스는 실로 치명적인 연출자였다. 비유컨대 브레이크와 핸드브레이크와 에어백 등 안전 장치가 죄다 고장나 속도가 한없이 빨라지는 경주용 자동차 같달까. 죽음의 충돌을 면할 수 없는 운명이었던 것이다.

1918년 인플루엔자에서 아직 이해하지 못하는 것이 또 있다. 왜 사망자의 절반 이상이 20~40대에서 발생했을까? 이로 인해 나타난 W자 모양 사망곡선은 계절성 인플루엔자가 어린이와 노인을 가장 많이 침범해 U자 모양 사망곡선을 나타내는 것과 크게 달랐

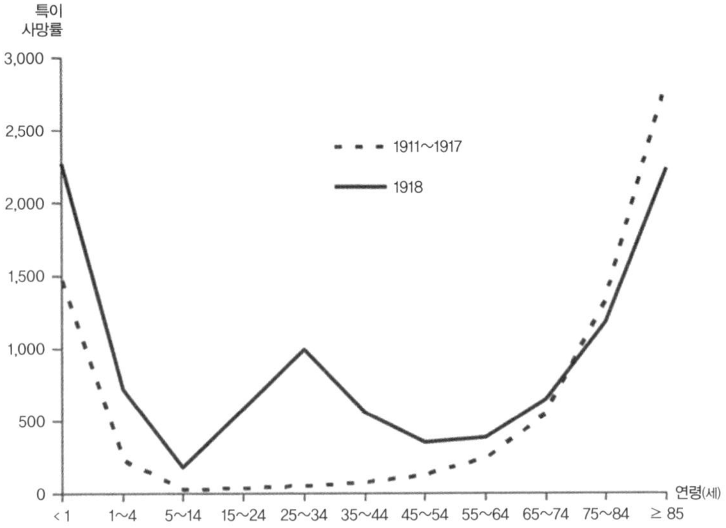

그림 15-2 1918년 스페인 독감의 W자 모양 사망곡선. 스페인 독감은 25~34세 연령군을 크게 희생시켰다는 점에서 전무후무한 인플루엔자 팬데믹이었다.

출처: R.D. Grove and A.M. Hetzel, Vital Statistics Rates in the United States: 1940–60. Washington: US Government Printing Office, 1968; and F.E. Linder and R.D. Grove, Vital Statistics Rates in the United States: 1900–1940. Washington: US Government Printing Office, 1943

다(그림 15-2). 개인적 의견이지만 나는 신체가 삶의 절정기에 있을 때는 바이러스의 공격에 더 빠르고 더 강력하게 반응한다고 생각한다. 바이러스의 활발한 증식뿐 아니라, 우리 몸에서 바이러스와 싸우기 위해 만들어내는 독성 화학물질, 즉 사이토카인이 사망의 원인이라면 신체가 강력하고 빠르게 대응할수록 더 많은 사이토카인이 만들어져 더 많은 사망자를 낼 수 있을 것이다. 또 다른 가설은 1918년에 사망한 20~40대 연령군이 어린 시절에 1890~91년의 러시아 독감 바이러스(H3Nx)에 감염되었다는 것이다. 이들이 동일한 항원결정부위epitope를 가진 1918년 바이러스에 노출되자 면역계가 과도하게 반응해 사이토카인 폭풍과 사망을 초래했다.[94] 나는 이 가설이 반증되기를 바란다. 왜냐하면 현재 활발히 연구 중인 만능 인플루엔자 백신과 양립할 수 없기 때문이다.

1918년 바이러스의 초기 공격에서 살아남은 많은 사람이 나중에 세균성 폐렴으로 사망했다. 당시에는 항생제가 없었기 때문에 세균성 감염은 총 사망자 수에서 상당 부분을 차지했다. 1918년 당시에는 독감이 헤모필루스 인플루엔자균이라는 세균에 의해 생긴다고 믿었지만(1장), 이후 연구 결과 원인 병원체가 바이러스임이 밝혀졌다. 1918년 인플루엔자 바이러스와 세균에 함께 감염되면 매우 치명적이었다. 바이러스가 신체의 방어 체계를 멋대로 조정하고 억제한 탓에 세균성 폐렴이 생기면 대처할 여력이 없었기 때문이다.

1918년 독감 생존자들에게 특정 신경계 질환이 더 많이 발생했는지에 대해서는 상당한 논란이 있다. 1918년 팬데믹 이후 파킨슨병과 '수면병'(기면성 뇌염) 발생률이 상승했고, 1982년 과학 문헌에 이런 질환과 인플루엔자 바이러스 감염 사이의 관련성이 보고되었기 때문이다.[95] 하지만 실험실에서 부활시킨 1918년 바이러스를 마우스, 페럿, 원숭이에게 감염시킨 많은 연구에서 바이러스는 오로지 호흡계만 침범했다. 바이러스가 혈류를 통해 뇌를 비롯한 다른 장기로 퍼진다는 증거는 전혀 없었다.[96]

그렇다고는 하지만 나는 마우스, 페럿, 원숭이는 인간이 아니란 말을 서둘러 덧붙일 수밖에 없다. 더욱이 1918년에는 수천만 명이 인플루엔자에 감염된 반면, 우리가 연구한 동물의 개체 수는 상대적으로 너무나 적다. 아주 소수의 감염자에서는 인플루엔자 바이러스가 실제로 뇌를 침범해 상당한 시간이 지난 후에 신경학적 문제를 일으켰을지도 모른다. 이런 현상과 관련된 인간의 유전적 다양성을 우리는 아직 완전히 알지 못한다. 일부 H5N1 변종이 마우스의 뇌를 침범할 수 있으며, 이런 경우 인간의 파킨슨병과 정확히 똑같은 변화가 뇌에 나타난다는 사실은 밝혀져 있다.[97] 실제로 파리평화회담 중 1918년 바이러스에 감염된 후 심한 정신적 문제를 겪은 끝에 결국 프랑스의 요구에 굴복해 독일에 치욕을 안기고 독일 경제를 파탄내 버린 우드로 윌슨 대통령의 행동을 이런 변화로 설명할 수 있을지 모른다.

우리는 1918년 인플루엔자 바이러스를 부활시킴으로써 많은 것을 알아냈지만, 여전히 연구할 것이 많다. 우선 바이러스가 신체 내에서 급속히 증식하고, 퍼지고, 방어 기전을 교란하는 것을 억제하는 약물을 개발해야 한다. 또한 몸이 스스로를 보호하기 위해 만들어내지만 지나치면 오히려 독이 되는 화학물질을 과도하게 만들지 않도록 막는 전략도 개발해야 한다.

감염된 병사의 표본에서 채취해 파라핀에 포매한 한 조각의 폐 조직에서, 그리고 알래스카 영구동토층에 매장된 감염자의 폐 조직에서, 바이러스 게놈의 작은 조각들을 찾아내 결국 1918년 인플루엔자 바이러스의 유전 부호를 완전히 밝혀낸 것은 실로 과학적 탐정 작업의 개가라 할 수 있다. 비유하자면 제프리 타우벤버거 팀은 문서 파쇄기에 넣어 수천수만 조각으로 잘린 종이를 이리저리 꿰어 맞춰 기나긴 장편소설을 완벽하게 복원한 셈이다. 온통 뒤죽박죽된 글자들 속에서 중복되는 '텍스트' 분절을 세심하게 골라내 반복적으로 나타나는 문장들을 재구성하는 과정이었다. 이 거대한 해독작업에 9년이 걸렸다. 하지만 그 결과 우리는 스페인 독감 바이러스의 치명성을 이해하는 열쇠를 손에 쥘 수 있었다.[98]

16
판도라의 상자

Opening Pandora's Box

1918년 스페인 독감 바이러스를 부활하는 작업은 또 한 가지를 입증했다. 과학이 과거에 상상할 수도 없던 힘을 갖고 있다는 것이었다. 이제 우리는 바이러스의 RNA를 변화시켜 인공적으로 증식하거나, 병원성이 없는 철새의 인플루엔자 바이러스를 빠른 속도로 퍼지며 숙주를 살상하는 바이러스로 바꿀 수 있다. 하지만 꼭 그런 연구를 해야 할까? 그것은 판도라의 상자를 열어 온갖 악을 세상에 풀어 놓는 것과 마찬가지가 아닐까?

1918년 스페인 독감 바이러스는 인류 역사상 가장 치명적인 감염성 병원체였다. 인류의 30% 이상이 감염되었고, 아마 5%가 죽었을 것이다. 팬데믹이 정점에 이르렀을 때, 세계 주요 도시는 사망자를 처리하느라 기능이 마비될 정도였다. 그렇다면 앞 장에서 설명한 두 가지 조류독감 바이러스 중 어느 쪽이든 인간에서 인간으로 전파되는 능력을 획득한다면 어떤 일이 벌어질지 상상해보자. 현재 H5N1에 감염되면 약 60%가, H7N9에 감염되면 약 30%가 사망한다.

최초의 조류독감 바이러스인 H5N1은 홍콩에서 처음 검출된 지 20년이 지난 현재까지도 중국, 베트남, 인도네시아, 캄보디아, 방글라데시, 이집트의 가금류에서 맹위를 떨치고 있으며, 주로 살아 있는 조류를 파는 시장을 통해 간헐적으로 인간 유행을 일으킨다. 두 번째 조류독감 바이러스인 H7N9은 2013년 상하이에서 처음 발견된 뒤 현재까지 중국을 벗어나지 않았다. 이 글을 쓰는 시점을 기준으로 H5N1에 감염된 사람은 859명, 사망자는 453명이다. H7N9에 감염된 사람은 1532명이며, 그중 581명이 사망했다. 여러 가지 특성을 고려할 때 인간에서 인간으로 전파될 능력을 획득할 가능성은 H5N1보다 H7N9이 더 높다고 생각된다. 고맙게도 현재까지 그런 일은 벌어지지 않았다.

이 바이러스들이 왜 이토록 높은 인간 사망률을 나타내는지는 설명하기 어렵다. 수많은 가금류 산업계 종사자가 전혀 감염 징후를 나타내지 않은 채 일하고 있기 때문이다. 그렇다면 질문을 이렇게 바꿔봐야 할 것이다. 왜 어떤 사람은 조류독감 바이러스에 특별히 취약할까? 인구 중 일부는 유전적 취약성을 갖고 있을까? 아직까지는 알 수 없다. 점점 많은 인간 게놈이 분석되고 있으므로 머지 않아 답이 나올지도 모른다. 개인적으로는 유전적으로 조류독감에 더 취약한 사람이 있을 것이라고 생각하지만, 인플루엔자 바이러스는 끊임없이 돌연변이를 일으키고 유전자를 재편성하므로 언젠가는 모든 사람의 방어 체계를 우회하는 길을 찾을 것이다. 1918년처럼 대다수가 취약해지는 때가 닥칠 가능성이 있다.

하지만 사람들은 시간이 지날수록 더 안일해지는 것 같다. 조류독감 바이러스는 인간에서 인간으로 전파되지 않는다고 생각한다. ('20년간 아무 일도 없었는데 갑자기 그런 일이 생기겠어?') 몇몇 과학자는 역사를 들먹이며 오직 세 가지 인플루엔자 바이러스 아형(H1, H2, H3)만이 인간 팬데믹을 일으켰다고 지적한다. 다른 아형에 대해서는 걱정할 필요가 없다는 것이다.

2006년에 미국립보건원 인플루엔자 연구 블루리본패널Blue Ribbon Panel on Influenza Research과 WHO 인플루엔자 연구 의제WHO Influenza Research Agenda는 이런 안일한 태도를 우려해 H5N1 바이러스가 인간에서 인간으로 전파되는 능력을 획득할 가능성이 있는지 알아보는 연구에 착수했다. 바이러스를 의도적으로 변형해 동물에서 동물로 전파되는 능력을 갖도록 하는 소위 '기능 획득' 실험이었다. 일차 목표는 서로 분리된 페럿 우리 사이를 가로질러 전염되는 H5N1 인플루엔자 바이러스를 인공적으로 만들어내는 것이었다.

두 개의 연구팀이 구성되었다. 하나는 론 파우히르Ron Fouchier가 이끄는 네덜란드 로테르담의 에라스무스 병원Erasmus Medical Centre 팀이었고, 다른 하나는 가와오카 요시히로가 이끄는 위스콘신 대학팀이었다. 파우히르팀은 2005년 인도네시아에서 감염된 인간 환자로부터 분리한 H5N1 조류독감 바이러스를 변형해 페럿 사이에서 전염되는 변종을 만들고자 했다. 우선 부위 특이적 돌연변이site-directed mutagenesis라는 과정을 통해 바이러스의 RNA를 변화시켰다. 유전 부호를 바꿔 포유동물에서 증식하는 형태로 만든 것이다. 이 바이러스를 코로 주입해 페럿을 감염시켰다. 감염 후 4일째 되는 날 첫 번째 페럿에서 분리한 바이러스로 두 번째 페럿을 직접 감염시켰다. 이런 과정을 10차례 반복하자(계대 접종이라고 한다), 바이러스는 에어로졸을 통해 다른 우리의 페럿에게 전염되었다.

한편 가와오카팀은 2004년 베트남에서 감염된 환자로부터 분리한 H5N1 바이러스의 적혈구 응집소를 2009년 인간 팬데믹을 일으킨 H1N1 바이러스의 유전자 분절 일곱 개와 결합해 잡종 바이러스를 만들었다. 우선 H5를 부호화한 유전자 분절에 무작위 돌연변이를 도입해 잡종을 만들고, 이 바이러스를 코로 주입해 페럿을 감염시켰다. 이 잡종 H5N1 바이러스 역시 에어로졸을 통해 다른 우리에 있는 페럿을 감염시켰다.

두 가지 실험은 모두 1918년 인플루엔자 바이러스를 부활시킬 때와 똑같이 엄격한 지침과 안전 장치를 갖춘 고도의 생물학적 보안 설비에서 수행되었다. 참여한 과학자들 역시 H5N1 바이러스 백신을 접종받고 완전한 보호 장비를 착용했다.

두 건의 실험을 통해 H5N1 인플루엔자 바이러스가 페럿 사이에서 전염 능력을 획득할 수 있음이 입증되었다. H5N1 바이러스를 변형하거나, 다른 바이러스의 유전자를 혼합해 잡종 바이러스를 만드는 방법 중 어느 쪽을 통해서든 전염력을 획득할 수 있었다. 이런 바이러스가 인간에서 인간으로 전파될 가능성은 매우 높다. 더욱이 바이러스는 다섯 가지 정도의 유전자 변화만으로도 특성이 변했다.

이 결과는 자연 속에서 팬데믹 인플루엔자가 어떻게 생겨나는지에 대한 실마리를 제공한다. 1918년의 스페인 독감 바이러스는 어쩌면 제1차 세계대전 중 살포한 화학작용제 때문에 생겨났을지 모른다. 전장에서 사용된 머스터드 가스가 바이러스에 작용해 결정적인 돌연변이를 일으켰을지 모른다는 뜻이다. 참호 속은 엄청나게 붐볐으므로 돌연변이 바이러스가 인간 사이에 전파되는 데 더없이 좋은 환경이었다. 이렇게 인간에서 인간으로 전파를 거듭하는 상황은 하우히르 연구팀이 페럿에서 돌연변이 바이러스를 10차례 계대 접종한 것과 똑같다.

1918년의 팬데믹 바이러스는 순수한 조류독감 바이러스가 인간에게 전파되었을 가능성이 높지만, 이후 발생한 팬데믹(1957년의 H2N2 아시아 팬데믹, 1968년의 H3N2 홍콩 팬데믹, 2009의 H1N1 팬데믹)은 조류독감 바이러스에서 적혈구 응집소와 뉴라민산 가수분해효소를 취했지만, 일부 유전자 분절은 1918년 인플루엔자 바이러스와 동일한 잡종 바이러스에 의해 발생했다. 페럿을 이용한 가와오카 연구팀의 H5N1 바이러스 실험은 바로 이런 팬데믹 바이러스들의 생성을 모방한 것이다.

페럿 사이에서 전염되는 H5N1을 만들었다는 소식이 과학계에 전해지자 엄청난 후폭풍이 불어닥쳤다. 2011년 9월 12일 월요일, 나는 몰타에서 열린 제4차 유럽 인플루엔자 학회에 참석해 하우히르와 함께 아침을 먹었다. 식사 중에 그는 매우 흥미로운 실험 결과를 설명하면서, 그날 아침 기조 연설에서 발표할 것이라고 했다. 나는 그 결과가 지닌 엄청난 파급력을 즉시 깨달았다. 노벨상을 수상한 면역학자 피터 도허티Peter Doherty와 나란히 앉아 그 세션을 듣

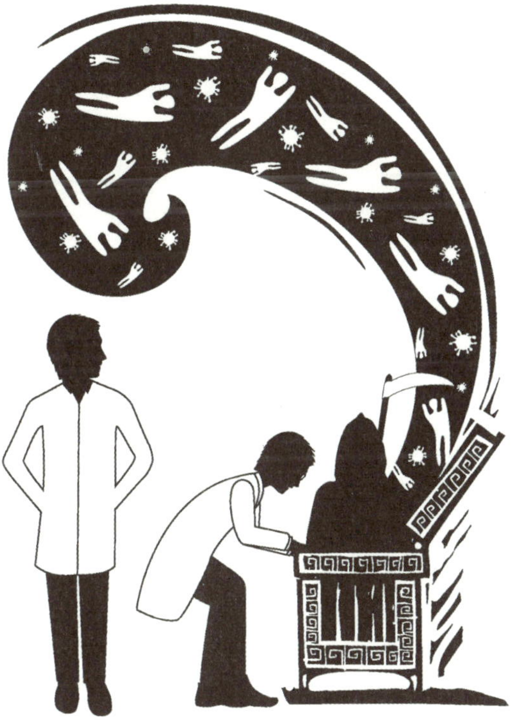

그림 16-1 판도라의 상자를 열다…

삽화 제공: 엘리자베스 스티븐스(Elizabeth Stevens),

멤피스 세인트주드 어린이연구병원 생의학 커뮤니케이션 부서

다가 대중은 과학자들이 판도라의 상자를 열었다며 비난할 것이라고 그에게 말한 기억이 난다(그림 16-1).

유감스럽게도 일각에서는 하우히르의 발표를 듣고 H5N1 바이러스가 페럿 사이에서 퍼졌을 뿐 아니라 감염된 페럿들이 죽었다고 생각했다. 그렇지 않다. 페럿이 폐사한 것은 또 다른 연구에서 H5N1 바이러스를 기관지에 직접 주입했을 때였다. 하지만 청중 속에 있던 기자들이 흥분한 나머지 전염성을 폐사와 연결시키는 바람에 치명적인 바이러스를 만들어낸 데 대한 대중의 우려가 높아졌다. 주요 신문에서는 과학자들이 생물 테러 병원체를 개발했다는 기사를 내보내기도 했다. 대중의 우려는 눈덩이처럼 커졌다.

가와오카 팀의 실험 결과는 과학저널에 발표되었다. 그들의 연구는 하우히르 팀의 결과를 다시 한번 확인해주었다. 적혈구 응집소를 약간만 바꿔도 페럿에서 페럿으로 전파되는 H5N1 인플루엔자 바이러스를 만들 수 있다. 가와오카 팀은 H5N1이 전염성을 띠는 데 필요한 변화들은 가금류와 인간을 침범하는 다양한 H5N1 바이러스에 이미 발현되어 있지만, 모든 변화를 한꺼번에 갖춘 바이러스는 아직 나타나지 않았다고 지적했다. 그때나 지금이나 중요한 질문은 이렇다. 포유류 사이에 전염력을 갖는 데 필요한 다섯 가지 변화가 자연 조건에서 수많은 조합을 거쳐 단 하나의 바이러스에 구현되는 데는 얼마나 걸릴까? 이들의 연구는 생물 테러와 우연에 의해 치명적 바이러스가 등장할 수 있다는 우려를 높였다. 동시에 조류독감 바이러스들이 전 세계를 순환하는 한 조만간 치명적인 결과가 빚어질 것임을 경고한다. 근거 없는 우려와 경고가 아니다.

두 가지 연구는 과학계에 엄청나게 중요한 문제들을 제기했다. 결과를 발표하는 것은 말할 것도 없고, 이런 연구 자체를 수행하는 것이 적절한가? 2011년 대중의 격렬한 반응에 부응해 인플루엔자 바이러스를 다루는 과학자들은 신종 바이러스에 대한 모든 기능 획득 연구를 자발적으로 중단한다고 발표했다. 이런 연구들은 소위 '관심 대상 이중용도연구dual use research of concern, DURC'로 간주되었다. 그 말은 한편으로 페럿에서 전염 가능한 H5N1 바이러스를 만드는 것이 지식으로서 뚜렷한 이점이 있으며(예컨대 인간에서 전염 가능하며 팬데믹을 일으킬 잠재력이 있는 바이러스를 더 잘 이해할 수 있다), 백신과 항바이러스제를 개발하는 데도 중요하다는 뜻이다. 동시에 이런 연구는 치명적인 H5N1 바이러스가 사고로 유출되거나 생물 테러에 악용될 가능성에 대해 심각한 우려를 불러일으킨다. 적어도 그토록 무서운 바이러스를 생산하는 청사진은 공개해서는 안 된다는 주장이 힘을 얻었다.

NSABB는 하우히르와 가와오카 연구팀의 논문을 발표해야 할지 결정하기도 어려운 입장이었다. 양쪽에서 강력한 로비가 들어왔던 것이다. 처음에 위원회는 신중한 태도를 취해 실험 방법에서 핵심적인 정보를 빼기로 했지만, 수많은 회의와 자문을 거친 후 두 논문 모두 완전한 형태로 발표되었다. 하우히르 연구팀의 논문은《사이언스》에,[99] 가와오카 연구팀의 논문은《네이처》[100]에 실렸다. 두 논문 모두 높은 수준의 생물 안전성과 생물학적 보안을 유지했으며, 위험한 구성요소를 지닌 H5N1 바이러스가 이미 세계 각지에서 순환하고 있음을 강조했다. 가장 큰 위협은 자연 자체였다.

그들의 논문이 발표된 후 추가적인 생물 안전 조치가 의무화되었다. 2013년에는 기능 획득 연구에 대한 자발적 금지가 해제되었다. 인플루엔자 바이러스의 생물학적 활성을 높이는(기능 획득) 실험에 대한 논문이 몇 편 더 발표되고, H5N1 같은 바이러스를 이용한 실험을 영구적으로 금지해야 하는지에 관해 더 활발한 논의가 뒤따랐다. 그러다 애틀랜타 CDC에서 생물학적 보안을 심각하게 침해한 두 건의 사고가 발생했다. 첫 번째는 탄저균 포자가 유출된 사고였고, 두 번째는 살아있는 H5N1 바이러스로 오염된 인플루엔자 바이러스 배양액이 다른 실험실로 우송된 것이었다. 이 사고들은 언론과 공중보건학계에 경종을 울렸다. 병원체가 인간을 감염시키거나 확산되지는 않았지만, 추가적인 통제가 필요하다는 메시지로 받아들이기에는 충분했다.

이런 사고를 통해 우리는 생물학적 보안과 생물 안전성을 규제하는 기관도 실수를 저지를 수 있으며, 따라서 몇 단계에 걸친 보안 조치가 필요함을 알 수 있다. 18명의 저명한 과학자로 구성된 케임브리지 특별조사위원회Cambridge Working Group는 즉시 모든 기능 획득 연구를 중단하고, 일부 선택적 병원체select agent, 즉 H5N1 인플루엔자 바이러스 같은 위험한 병원체의 통제 및 규제의 모든 측면을 철저히 검토할 것을 촉구했다. 미국립보건원은 기능 획득 연구를 즉시 중단시켰다. 백악관 과학기술 정책실은 국립 과학공학 의학 아카데미National Academy of Sciences, Engineering and Medicine와 NSABB에 문제의 모든 측면을 검토해줄 것을 요청했다.

이들 기관은 과학자와 대중이 참여하는 두 차례의 공개 토론을 열어 기능 획득 연구의 위험과 이익을 논의했다. 참가자들에게는 이 문제를 충분히 토론한 후 앞으로 나아갈 길을 권고하는 임무가 주어졌다. 문제의 전 세계적 중요성을 인식해 세계 각국의 대표적인 과학 단체도 참여했다. 나도 두 차례의 심포지엄에 모두 참여했다. 첫 번째 심포지엄은 2014년 12월, 두 번째는 2016년 3월에 열렸다. 논의 과정은 철저하고 상세했으며, 병원체가 기능을 획득할 수도 있는 생물학적 연구를 진행 중인 많은 국가들이 참여했다.

이쯤에서 '기능 획득'이라는 용어를 깊이 생각해볼 필요가 있다. 이 말은 어떤 바이러스가 인간에서 인간으로 전파되는 능력처럼 사회에 큰 위협이 되는 기능만 가리킨다고 생각되는 수가 많다. 하지만 인플루엔자 백신을 생산하는 데 매우 바람직한 기능 같은 것을 의미할 수도 있다. 예컨대 인간에서 처음 분리된 인플루엔자 바이러스는 닭 배아에서 잘 자라지 않는 경우가 많다. 백신을 대량 생산할 수 있을 정도로 바이러스 증식률을 끌어올리려면 우선 안전하고 활발하게 증식하는 잘 알려진 백신 균주에서 유전자 분절을 추출해 잡종 바이러스를 만들어야 한다. 그렇게 얻은 잡종 바이러스들을 닭 배아에서 '계대 배양'해 훨씬 많은 바이러스를 만들어낸다. 이런 연구도 분명 기능 획득에 해당한다. 특별히 위험하지 않을 뿐이다. 문제는 DURC 기능 획득, 즉 과학적 이익과 공중보건 위험을 동시에 지닌 연구다.

2017년 12월 19일 미국립보건원은 2014년 10월에 취한 인플루엔자, 사스, 중동호흡기증후군(메르스) 기능 획득 실험에 대한 연구비 지원 중단 조치를 해제했다. 또한 NSABB의 권고에 따라 관심 대상 기능 획득 연구의 평가 및 감독 권고안을 제시했다. 이제는 어떤 연구든 시작하기 전에 DURC 범주에 속하는지 반드시 평가받아야 한다. 이 평가는 3단계에 걸쳐 철저한 검토와 사정으로 이루어진다. 관심 대상 연구라고 판단되면 최종 평가위원회에서 모든 위험 완화 지침을 충족하는지 검토한다. 여기서 합격 판정을 받아야 연구가 승인되며, 그때도 국가 검사를 받아야 한다. 이런 권고안은 미국 정부가 자금을 지원하는 모든 연구에 적용되지만, 민간이나 다른 국가에서 자금을 지원하는 연구는 규제할 수 없다. 현재로서는 국제기구는 물론 일반 대중이 참여해 비슷한 지침을 채택해 주기를 바라는 것이 최선이다.

이처럼 다양한 수준에서 검토하면 위험이 최소화된다. 그렇다고 해도 위험이 전혀 따르지 않는 일은 없다. 이런 문제를 다루는 과학자는 스스로를 엄격히 단속해 정해진 지침에 따르고, 예외를 두지 않으며, 교차 검토 방식을 통해 서로의 연구를 규율해야 한다. 2001년 9월 18일부터 미국의 주요 언론사와 두 명의 상원의원에게 탄저균 포자가 우송되어 다섯 명이 사망하고 열일곱 명이 다쳤다. 범인은 아직 밝혀지지 않았다. 포트 데트릭Fort Detrick 생물방어연구소에서 일하던 과학자가 용의선상에 올랐지만, 2008년 7월에 자살하고 말았다. 배후에 어떤 동기가 있는지는 알 수 없지만, 이런 사건은 교차 검토 방식을 통해 위험을 줄이는 것이 얼마나 중요한지 생생하게 보여준다.

위험을 거의 없애는 유일한 방법은 기능 획득 연구를 무기한 금지하는 것이다. 이런 해결책에 전적으로 동의하는 사람도 있겠지만, 그런다고 해도 위험이 완전히 없어지지는 않는다. 판도라의 상자는 이미 열렸으며, 세상의 모든 과학자가 미국 과학 기관의 권고안을 따르는 것도 아니다.

더욱이 대자연은 우리가 중국의 두 번째 조류독감(H7N9) 확산에 대해 우려의 눈길을 거두지 않도록 최선을 다하는 것 같다. 2013년 첫 환자가 발생한 뒤로 1,000건이 넘는 인간 감염례가 보고되었으며, 감염자 중 약 30%가 사망했다. 2018년 가금류에 H7N9 인플루엔자 백신이 도입되자 인간과 가금류 감염례가 크게 감소했다. 지금까지 이 바이러스는 중국 밖으로 전파되지 않았는데, 아마 집오리와 야생 오리가 감염된 적이 없기 때문일 것이다. 하지만 아시아에서 H5Nx와 H7Nx 바이러스들이 계속 순환하는 한, 동물과 인간 건강에 대한 위협은 사라지지 않는다. 새로운 치료제와 더 우수한 백신을 개발하기 위한 연구가 시급하게 필요한 것이다. 이런 목표는 모든 지침을 엄격하게 지키면서 기능 획득 연구를 계속하지 않는 한 결코 성취할 수 없다.

17

미래를 내다보며: 우리는 준비되어 있는가?

Looking to the future: Are we better prepared?

지난 100년간의 인플루엔자 팬데믹, 크고 작은 유행, 통제 전략을 살펴볼 때 가장 먼저 떠오르는 의문은 1918년 스페인 독감과 비슷한 팬데믹이 다시 발생할 가능성이 있느냐는 것이다. 그토록 치명적인 바이러스가 다시 나타나 사회에 파괴적인 영향을 미칠 수 있을까? 내 대답은 간단하다. 그렇다. 그런 일은 가능한 정도가 아니라, 시간 문제일 뿐이다.

두 번째 조류독감 바이러스인 H7N9이 중국의 가금류에서 계속 순환하는 한 팬데믹 위험은 결코 사라지지 않는다. 그렇다면 H7N9이 인간에서 인간으로 전파될 수 있는 능력을 획득하고, 치명적인 특성을 그대로 유지해 30% 이상의 사망률을 나타낸다고 가정해보

자. 우리는 그런 일에 얼마나 준비되어 있는가? 1918년 당시보다는 분명 더 준비되어 있겠지만, 우리가 필요하다고 생각하는 만큼은 아닐 것이다.

이 문제를 처리하기 위한 즉각적인 전략은 이렇다.

1. 비축된 인플루엔자 치료제, 즉 뉴라민산 가수분해효소 억제제를 투여한다. 앞서 언급했듯 효과를 보려면 감염된 후 2~3일 내에 투여해야 한다.
2. 백신을 통해 바이러스로부터 인구 집단을 보호한다. 유감스럽게도 현재 비축된 H7N9 백신은 유효하지 않을 것이다. 바이러스는 끊임없이 변하기 때문이다. 어쩌면 백신이 사망을 막아줄지는 모르지만, 감염 자체를 막지는 못할 수도 있다. 최대한 빨리 새로운 H7N9 백신을 만드는 것이 필수적이다.
3. 현재 실험 단계인 만능 항인플루엔자 항체를 사용한다. 이 항체는 다양한 동물에서 현재 알려진 모든 인플루엔자 바이러스를 막아주며, 무엇보다 뉴라민산 가수분해효소 억제제보다 보호 효과가 더 오래 지속된다. 이런 항체를 충분히 비축하는 것은 엄청난 일이 될 테지만 반드시 고려해야 할 옵션이다.
4. 만능 인플루엔자 백신을 개발해 철저한 안전성 시험을 거친 후 사용한다. 이것이야말로 최선의 전략이다. 하지만 10년 정도 이내에 현실화될 가능성은 없다. 임상시험이 지금 막 시작되었기 때문이다.

당장 팬데믹이 닥친다면 우리는 분명 1918년에 비해 훨씬 잘 대처하겠지만, 2009년에 비하면 어떨까? 2009년 비교적 심하지 않은 H1N1 팬데믹이 발생했을 때도 전 세계 사망자는 거의 30만 명에 달했다. 냉정하게 현실을 돌아본다면 우리는 그때에 비해 조금 더 나아졌지만 인플루엔자 팬데믹을 막지는 못할 것이다. 전염병을 완전 통제하거나 기세를 어느 정도 꺾기 전에 수백만 명의 사망자가 나올 것이다.

팬데믹은 어디서 시작될까? 1990년대 중반 이후 인플루엔자는 돼지와 가금류 등 중간숙주에서 점점 많이 발생한다. 가장 우려스러운 바이러스는 H2, H5, H7, H9 아형이다. H2 아형은 이미 1957~1968년에 인간 팬데믹을 일으켰다. H5, H7, H9 아형은 주기적으로 인간 유행을 일으키지만, 아직 팬데믹 수준에는 이르지 못했다. H5N1 바이러스는 중국, 인도네시아, 베트남, 방글라데시, 이집트 등 많은 국가의 가금류에 확실히 자리잡았다. 고병원성 H5 바이러스는 1990년대 중반 이전까지 한 번도 보고된 적이 없었지만, 이제 몇몇 국가에서 매년 인간 감염을 일으킨다는 데 주목할 필요가 있다.

돼지와 가금류에서 인플루엔자 바이러스 발생률이 높아지는 현상은 감시가 강화되었기 때문이라는 주장도 있다. 1990년대 중반 이후 가축에 대한 인플루엔자 감시 체계가 크게 향상된 것은 사실이다. 하지만 그것이 인플루엔자 발생률이 상승한 유일한 이유라고 할 수는 없다. 또 다른 이유는 인플루엔자의 중간숙주인 오리,

닭, 돼지의 개체수가 전 세계적으로 크게 증가했다는 것이다. 두말할 것도 없이 세계 인구가 늘면서 함께 늘어난 단백질 수요를 충족하기 위해서다. 유엔식량농업기구Food and Agriculture Organization는 1961~2013년 전 세계적으로 닭의 개체수는 6배 이상, 사육용 오리의 개체수는 5배, 돼지의 개체수는 2배 늘었다고 추산했다. 같은 기간 세계 인구 역시 2배가 늘었다. 이런 상황에서 고병원성 H5N1과 H7N9, 저병원성 H7N9과 H9N2가 계속 순환하면서 살아 있는 조류를 취급하는 시장을 통해 주기적으로 인간에게 전파된다는 사실은 가볍게 볼 문제가 아니다.

인플루엔자 팬데믹은 전 세계의 물새라는 저장고에서 유래하며, 바이러스는 살아 있는 가금류를 판매하는 시장이나 돼지를 통해 인간에게 전파된다. 이 사실이 알려지자 최초 전파를 막아야 한다는 전략이 의미를 갖게 되었다. 예방이야말로 최선의 방책이 아닌가. 1997년 홍콩에서 모든 LBM을 폐쇄하자마자 H5N1의 인간 전파가 중단되었다. LBM을 다시 열자 바이러스도 돌아왔다. 2013년 상하이에서 두 번째 조류독감(H7N9)이 발생했을 때도 LBM을 폐쇄하자 인간 감염자 수가 빠른 속도로 감소했다.

공중보건 관점에서만 본다면 전 세계의 LBM을 영원히 폐쇄하는 것이야말로 합리적인 전략이다. 조류독감 바이러스(H2, H5, H7, H9) 중 하나라도 인간에서 인간으로 전파되는 능력을 획득한 뒤에는 너무 늦는다. 하지만 많은 국가가 이런 형태의 시장에 크게 의존한다. 가정용 냉장고 보급률이 낮은 나라에서 이런 시장을 없앤다면 큰 문제가 생길 것이다. 전통적으로 LBM이야말로 신선한 고기를 구할 수 있는 가장 안전한 방법이었기 때문이다.

하지만 홍콩의 경험은 상황이 변할 수 있음을 보여준다. 홍콩의 LBM 수는 1997년 1,000개 이상에서 2017년에는 132개로 감소했으며, 이제 사람들은 LBM에 전적으로 의존하지는 않는다. 나이든 사람들은 갓 잡은 닭이 냉동한 것보다 훨씬 맛있다고 굳게 믿지만, 젊은 세대는 냉장 또는 냉동 닭고기를 소비하는 추세다. 다른 나라에서도 LBM 의존도를 낮추는 것이 한 가지 목표가 될 것이다. 또 다른 목표는 여러 가지 대안이 존재하는 중국 같은 나라가 LBM을 영구 폐쇄하도록 격려하는 것이다.

인플루엔자 바이러스의 인간 전파를 막는 또 하나의 방법은 인플루엔자 저항성 가금류와 돼지를 개발하는 것이다. 우리는 이미 일부 동물(예컨대 양)과 일부 오리종(예컨대 청둥오리)이 자연적으로 인플루엔자 저항성을 갖고 있음을 안다. 11장에서 살펴보았듯 이 오리들은 닭과 칠면조를 100% 살상한 H5N1 조류독감 균주에 감염되어도 인플루엔자가 발병하지 않는다.

이제 우리는 현재 사육되는 닭이 멧닭에서 진화하는 중에 인플루엔자에 대한 일차 방어선 역할을 하는 인터페론 유전자가 소실되었음을 알고 있다. 모든 오리종은 이 유전자를 갖고 있다. 이 오리 유전자(*RIG-I*)를 닭에게 이식할 수 있다면 H5N1 바이러스에 감염되어도 죽지 않을 것이다. 이 계획의 맹점은 유전자를 이식받은 닭이 트로이 목마 역할을 해 인플루엔자를 퍼뜨릴 수 있다는 점이다. 아무런 증상도 나타내지 않는 전달자가 되는 것이다!

인터페론 유전자는 보호 효과를 제공하는 많은 유전자 중 하나일 뿐이다. 더 좋은 전략은 닭과 돼지가 완전히 인플루엔자에 저항성을 갖게 하는 것이다. 자연상태의 양에서 인플루엔자에 저항성을 띠는 데 관여하는 모든 유전자를 파악한 후, 이 유전자들을 닭이나 돼지에 이식할 수 있을 것이다. 여기에는 위험과 이익뿐 아니라, 동물의 유전자를 조작하는 데 대한 윤리적 문제가 뒤따른다. 물론 궁극적으로 인간의 유전자를 조작하는 데 따른 문제도 대두될 것이다. 이런 전략은 모두 미래에 속한 것이지만, 언젠가 인플루엔자 저항성을 갖는 동물들이 나타날 가능성은 충분하다.

만능 백신은 인플루엔자 저항성 돼지와 가금류에 비해 훨씬 더 현실에 가깝다. 모든 A형 인플루엔자 바이러스 아형은 적혈구 응집소(H) 영역에 공통적인 부위가 있다. 다시 그림 2-2로 돌아가 H 영역을 살펴보자. 곤봉 모양의 이 단백질에서 공통 부위는 줄기다(줄기 끝에 달려 있는 머리는 바이러스 외부로 돌출해 있다). 이 공통 부위에 결합하는 만능 항체를 만들 수 있다면 모든 아형의 인플루엔자 바이러스 감염을 막을 수 있을 것이다. 이 계획의 난점은 동물과 인간의 몸에서 만들어진 보호 항체의 절대 다수가 곤봉의 머리에 결합한다는 것이다. 공통 부위에 결합하는 항체는 극히 일부에 불과하다. 과학자들이 몇 세대에 걸쳐 공통 부위 항체를 생산하는 세포를 배양하는 데 성공했지만, 이런 세포주는 극히 드물다. 그러나 많은 제약회사에서 만능 항체를 제조하는 데 성공했으며 시판을 시작했다. 이런 항체 제제는 중증 인플루엔자 감염을 치료하는 데 유용하겠지만, 급속도로 퍼져가는 팬데믹을 통제하는 데 충분한 양을 구하기는 불가능하다.

시급하게 필요한 것은 사실이지만 아직까지 만능 백신은 몽상에 불과하다. 인체에서 적혈구 응집소 단백질의 줄기에 결합하는 항체를 훨씬 많이 생산하는 백신을 개발하는 것이 관건이다. 현재 동물과 인간에서 공통 부위에 대한 면역반응을 유도하는 다양한 방법을 시험 중이다. 적혈구 응집소의 머리 부위를 잘라내고 다른 머리를 붙이는 방법, 줄기 부위만 이용해 백신을 만드는 방법, 공통 부위를 부호화하는 DNA 절편을 만든 다음 DNA 기반 백신으로 사전 접종priming하는 방법 등을 시도하고 있다.

결국 이런 전략 중 하나 이상이 모든 인플루엔자 바이러스에 대한 보호 효과를 제공할 것이다. 다음 단계는 이런 백신이 안전한지, 바이러스를 세포 속으로 쉽게 들어가게 하는 등의 부작용은 없는지 입증하는 것이다. 모든 안전성과 유효성 목표가 달성된다면 그 순간 모든 인플루엔자 과학자의 꿈인 만능 백신이 탄생하는 것이다.

이렇게 글로 써 놓으면 엄청나게 시간이 걸릴 것 같지만, 2013년 조류독감(H7N9)의 경험으로 볼 때 꼭 그렇지 않을 수도 있다. 중국 과학자들이 인플루엔자 바이러스의 유전 부호 전체를 발표하자, 상업적인 제약회사들이 즉시 그 정보를 이용해 적혈구 응집소와 뉴라민산 가수분해효소를 만들기 시작했다. 그 결과 불과 몇 주 만에 바이러스에 대한 DNA 백신을 사용할 수 있었다. 정보를 공유하는 것이 현명하다는 사실을 생생하게 보여주는 예라 할 것이다.

유감스럽게도 항인플루엔자 제제 중에는 이렇다 할 만한 것이 거의 없다. 현재 우리에게는 오래 전에 개발된 '마개 약물' 계열인 아만타딘과 리만타딘이 있다. 마개 약물이라고 부르는 이유는 바이러스의 핵심부로 통하는 작은 통로, 즉 M2 단백질을 틀어막기 때문이다. 이 약물들은 효과가 있지만, 인플루엔자 바이러스가 빠른 속도로 내성을 발달시키기 때문에 거의 사용되지 않는다. 보다 효과적인 약물 계열은 뉴라민산 가수분해효소를 표적으로 하는 타미플루, 리렌자, 라피밥, 이나비르 등이다. 이 약물들은 뉴라민산 가수분해효소를 억제하므로 바이러스는 숙주세포에 달라붙은 채 다른 세포로 퍼질 수 없다. 뉴라민산 가수분해효소 억제제는 감염된 즉시 투여하면 매우 효과적이지만, 이틀 정도가 지나면 도움이 되지 않는다. 어쨌든 지금까지 개발된 것 중에는 가장 좋은 약물이다.

신약인 T-705(파비피라비르)와 발록사비르 마르복실(Baloxavir marboxil, 조플루자[Xofluza])은 상당히 유망한 인플루엔자 치료제다. 이 약물들은 중합효소 복합체의 각기 다른 부위를 표적으로 한다. 두 가지 모두 일본에서 인간 사용이 승인되었다. T-705는 2014년에 오셀타미비르(타미플루) 저항성 바이러스에 대한 응급 사용 목적으로 승인받았으며, 조플루자는 2018년 2월 인플루엔자 치료제로 승인되었다. T-705는 소위 뉴클레오티드 유사체다. 바이러스 게놈의 구성요소와 형태가 비슷하지만, 일단 바이러스 RNA에 삽입되면 바이러스는 기능을 상실한다. 조플루자는 PA 단백질의 오목하게 들어간 함입구에 결합해 바이러스 복제 시 단백질 기능을 차단한다. 경구로 한 번만 투여하면 되므로 매우 편리하다.

각 약물은 인플루엔자 바이러스 복제 경로에서 서로 다른 부위를 표적으로 한다. 뉴라민산 가수분해효소 억제제 타미플루와 함께 사용하면 팬데믹 발생 시 확산을 늦추는 데 실제로 효과가 있을 것이다. 그 밖에도 많은 항인플루엔자 제제가 개발되고 있으므로 앞으로는 꽤 쓸 만한 약물 도구 상자를 갖게 될 것이다. 물론 지금도 1918년보다는 훨씬 나은 상황이다.

우리가 가진 또 하나의 무기는 항생제다. 1918년 스페인 독감 팬데믹 당시 사망의 주요 원인이었던 세균성 폐렴은 이제 항생제로 치료할 수 있다. 백신으로 폐렴구균 감염을 예방할 수도 있다. 두 가지 난점은 항생제 내성이 갈수록 늘고 있으며, 백신을 맞는 사람이 충분치 않다는 것이다. 특히 노령층은 고위험 집단으로 폐렴 백신과 함께 매년 인플루엔자 백신을 접종받아야 한다. 이제 나도 노인이지만, 동료 시민들에게 두 가지 백신을 강력히 권고한다. 이익은 과학적으로 입증되었으며 위험은 극히 낮다.

이런 질문을 자주 받는다. 다음 번 인플루엔자 팬데믹을 예측할 수 있을까요? 현재로서는 불가능하다. 하지만 나는 낙관주의자다. 70년 전 일기예보가 어땠는지 기억난다. 틀리는 것은 다반사였고, 엄청난 폭풍우조차 제대로 예측하지 못했다. 이유는 간단하다. 당시에는 필요한 정보를 얻을 수 없었다. 눈길을 현재로 돌려보자. 오늘날 일기예보는 훨씬 정확해졌다. 심지어 딱 들어맞는 경우도 많지 않은가!

인플루엔자 예측자들 역시 양질의 정보를 충분히 얻을 수 있다면 인플루엔자 유행이나 팬데믹을 예측할 수 있을 것이다. 알아야 할 것이 너무 많은 것은 사실이다. 한때는 인플루엔자 바이러스의 유전 부호를 완전히 해독하면 모든 답을 얻으리라 생각했다. 막상 해독하고 보니 유용한 정보가 없지는 않지만, 정확한 답을 얻으려면 바이러스를 다시 만들어봐야 했다. 그 과정을 통해 바이러스가 인체 방어 시스템을 회피하기 위해 사용하는 많은 방법에 대해 귀중한 정보를 얻을 수 있었다. 1918년의 바이러스가 숙주의 몸속에서 엄청나게 빨리 증식했으며, 인체가 스스로를 지키기 위해 독성 화학물질을 과도하게 생산함으로써 결국 스스로에게 총을 겨누었다는 사실도 알아냈다. 여기 관련된 기전을 완전히 이해하려면 인간의 유전 부호 전체는 물론, 인간과 바이러스 사이에 일어나는 복잡한 상호작용 경로를 낱낱이 알아야 한다. 여기에는 많은 동물이 관련되기 때문에 문제의 복잡성은 기하급수적으로 늘어난다.

이 책의 주제는 팬데믹 인플루엔자이지만, 계절성 인플루엔자 역시 심각한 문제다. 누적 사망자 수로 따지면 전 세계적으로 계절성 인플루엔자는 팬데믹보다 훨씬 많은 사람을 죽였다(1918년은 예외로 하고). 2017~18년 겨울에 영국과 미국에서 유행한 인플루엔자는 이 사실을 생생하게 보여준다. 당시 주로 유행한 병원체는 H3N2 인플루엔자 바이러스였다. 영국 언론에서는 '호주 독감'이라고 불렀다. 유전적으로 추적해보니 바이러스의 기원이 호주였기 때문이다. H3N2 바이러스는 이전 시즌에 유행했던 바이러스와 비슷했지만, 증상이 훨씬 심했다. 미국에서는 어린이가 100명 넘게 사망했고, 입원실 부족 사태가 빚어졌다. 그해 권장된 독감 백신은 유효성이 10~30%에 그쳐 충분한 보호 효과를 제공하지 못했다. 훨씬 개량된 백신이 시급하게 필요했다. 또한 우리는 왜 중증도가 그렇게 높아졌는지, 중환자를 어떻게 치료해야 할지도 알아내야 했다.

1918년 인플루엔자를 연구한 지가 100년이 다 되어 가는데도 왜 바이러스가 그토록 치명적이었는지 잘 모르며, 비슷한 사건이 벌어졌을 때 우리의 대응이 크게 나아진 것도 없음을 생각하면 정신이 번쩍 든다. 그간 인플루엔자에 대한 이해가 크게 향상되었고, 새로운 약물과 백신을 개발했지만 아직도 우리는 원하는 수준에 도달하지 못한 것이다.

지금은 생물학에 있어 짜릿할 정도로 흥미로운 시기다. 우리는 신을 흉내 내며 바이러스와 동물과 인간의 유전 부호를 바꾸고, 보다 나은 약물과 백신과 저항성 동물을 만들 수 있다. 하지만 정말 어려운 일은 과학적 지식을 추구하는 데 제한을 가하지 않는 동시에 실수를 저지르지 않는 것이다. 실로 섬세한 균형을 유지해야 하는 것이다. 자연은 결국 1918년의 인플루엔자 바이러스와 비슷한 고난을 인류에게 안길 것이다. 우리는 신중해야 하지만, 동시에 충분히 준비가 되어 있어야 한다.

용어집

DNA(데옥시리보핵산) 생명체의 유전 정보를 간직한 나선형 분자로 세포 분열 때 복제된다.

RNA(리보핵산) 인플루엔자 바이러스를 비롯해 많은 바이러스의 유전 정보를 간직한 나선형 분자.

고압멸균 열과 높은 압력을 이용해 과학 장비와 재료를 멸균하는 기구.

골격 경쇄 인플루엔자 바이러스 표면에 있는 주요 스파이크 단백질의 줄기를 형성하는 아미노산 사슬.

뉴라민산 가수분해효소 억제neuraminidase inhibition, NI **검사** 인플루엔자 바이러스의 뉴라민산 가수분해효소에 대한 항체를 검출하는 검사. 이 항체는 바이러스에 감염되거나 백신을 접종한 후 형성되어 바이러스 전파를 억제한다.

뉴라민산 가수분해효소neuraminidase, N 인플루엔자 바이러스 표면에서 두 번째로 많은 단백질. 감염된 세포 표면에서 바이러스를 분리하는 효소로 바이러스 전파를 촉진한다.

닭 페스트 고병원성 H5 및 H7 바이러스로 인해 생기는 가금류의 치명적인 질병. 조류의 몸속에서 빠른 속도로 퍼지며 모든 장기에 출혈을 일으킨다.

대식세포 신체 조직과 혈류에서 발견되는 크기가 큰 백혈구로 인플루엔자 바이러스 등 신체를 침입한 병원체를 삼켜서 파괴한다.

바이러스 소량의 유전 물질이 단백질에 싸여 있는 형태의 아주 작은 미생물로 살아 있는 세포 속에서만 증식하며 드물게 질병을 일으킨다. 감염된 세포는 빠른 속도로 바이러스의 수많은 복제본을 만들어 방출한다.

배설강 조류와 파충류의 항문 근처에 있는 공간으로 장과 요도의 노폐물을 저장하며, 암컷에서는 정자를 보관하는 역할도 한다. 조류의 배설강에서 면봉 검체를 채취하면 인플루엔자 바이러스 감염을 알아낼 수 있다.

배출 포유동물의 경우 재채기나 침을 통해, 물새의 경우 분변을 통해 인플루엔자 바이러스가 환경 속으로 방출되는 현상.

백신 씨앗 백신 생산에 사용되는 인플루엔자 바이러스의 원본 균주. WHO에서 매년 계절독감 백신에 포함시킬 인플루엔자 바이러스를 권고하면 종자 균주가 백신 제조사에 전달된다.

병원성 병을 일으키는 성질.

보유숙주 질병 연구에서 이 용어는 자연계에서 병원체가 오래도록 머무는 곳을 가리킨다. A형 인플루엔자 바이러스의 대표적인 보유숙주는 야생 물새와 박쥐 집단이다.

비구조 단백질non-structural protein, NS1 바이러스가 부호화하지만 바이러스 입자에는 포함되지 않는 단백질. NS1의 주된 역할은 숙주의 항바이러스 반응(인터페론 방출 등)을 차단하는 것이다.

사스severe acute respiratory syndrome, SARS 바이러스성 호흡기 전염병으로 심한 폐렴과 사망을 야기한다. 사스의 원인 바이러스는 인플루엔자 바이러스와 다르다.

사이클로트론 전하를 띤 입자를 가속하는 장치. 가속된 입자를 조사해 인플루엔자 바이러스의 각 부위 등 분자 구조를 알아낼 수 있다.

사이토카인 병원체에 대항해 일차 방어선을 구축하는 작은 단백질 분자. 면역세포에 감염이 일어났음을 알리는 역할을 한다.

사이토카인 폭풍 생명이 위험할 정도로 사이토카인이 과도하게 생산되는 현상. 조류독감(H5N1)과 1918년 스페인 독감에서 사망률이 유독 높았던 원인 중 하나다.

세계보건기구WHO 국제연합 산하 기구로 스위스 제네바에 본부를 두고 국제 보건을 관할한다. 국제 인플루엔자 감시 대응 시스템Global Influenza Surveillance and Response System, GISRS은 WHO 산하 기구로 전 세계에 걸쳐 인플루엔자 바이러스의 동향을 모니터링하며, 필요할 때는 인플루엔자 백신을 변경할 것을 권고한다.

식세포 외부에서 침입한 병원체를 삼킨 후 파괴해 감염에 대항하는 면역세포.

에어로졸 공기 중에 둥둥 떠 있는 아주 작은 입자로 인플루엔자를 퍼뜨릴 수 있다. 예컨대 재채기를 할 때는 주변으로 눈에 보이지 않는 에어로졸이 퍼지며, 그 속에 바이러스 입자 등의 병원체가 들어 있을 수 있다.

유전자 대변이 물새 보유숙주로부터 새로운 유전자 분절이 도입되어 인플루엔자 바이러스의 적혈구 응집소와 뉴라민산 가수분해효소가 완전히 바뀌는 현상. 인플루엔자 팬데믹의 원인이다.

유전자 재편성 두 가지 바이러스의 유전 정보가 서로 섞여 세 번째 유전 정보를 만드는 현상. 인플루엔자 바이러스에는 8개의 RNA 분절이 있다. 두 개의 인플루엔자 바이러스가 서로 만나 유전 정보를 혼합하면 모두 256가지의 조합이 생길 수 있다.

유전적 부동 유전 정보의 무작위적 변화(돌연변이). 유전자 부동으로 인해 인플루엔자 바이러스의 H와 N의 표면 단백질에 변화가 생기므로 매년 새로운 독감 백신을 맞아야 한다.

유전형 인플루엔자 바이러스 유전자 분절의 구성.

유행병 인플루엔자 등 빠른 속도로 넓은 부위에 걸쳐 전파되는 전염병.

응집 적혈구 등의 작은 입자가 서로 들러붙어 눈에 보이게 엉긴 것.

인터페론 병원체에 감염된 세포가 방출하는 작은 사이토카인 단백질로 병원체의 증식을 억제해 일차 방어선을 구축한다.

적응 인플루엔자 생백신 살아 있는 인플루엔자 바이러스를 '저온 적응'시켜 섭씨 25도에서만 증식하고 정상 체온인 섭씨 37도에서는 증식하지 않도록 만든 백신. 온도가 낮은 콧속에 투여해 바이러스 증식과 면역을 유도한다.

적혈구 응집 억제haemagglutination inhibition, HI **검사** 적혈구 응집소에 대한 항체를 검출하는 검사. 항체가 있다면 적혈구 응집소를 차단해 바이러스가 세포와 결합하지 못하므로 감염에서 보호된다.

적혈구 응집소haemagglutinin, H 인플루엔자 바이러스 표면에서 가장 많은 단백질로 호흡기 세포에 결합한다. 또한 적혈구 표면에도 결합해 적혈구끼리 들러붙게 한다(응집).

지질막 인플루엔자 바이러스를 둘러싼 외피는 바이러스가 증식한 세포의 세포막을 떼어 온 것으로 지질로 구성된다.

집단 면역 과거 병원체 노출 또는 백신 접종에 의해 면역이 생겨 한 집단에서 질병의 확산이 억제되는 현상.

케모카인 식세포와 다른 면역세포를 감염 부위로 끌어들여 면역을 유도하고, 인플루엔자 감염에 대한 일차 방어선을 구축하는 작은 사이토카인들.

코로나바이러스 인플루엔자와는 다른 과科에 속하는 바이러스. 고열을 동반한 호흡기 감염과 폐렴을 일으킬 수 있다. 일반 감기 바이러스와 사스 바이러스 등을 예로 들 수 있다.

펩티드 펩티드 결합에 의해 연결된 짧은 아미노산 사슬로 세포에서 분자들의 기능을 조절하는 데 핵심적인 역할을 한다.

항원 변이 감염성 병원체가 표면 단백질을 변화시켜 숙주의 면역계를 회피하는 기전.

핵단백질nucleoprotein, NP 바이러스의 단일 가닥 RNA를 둘러싼 구조 단백질.

효소 그 자체는 변하지 않으면서 화학 반응의 속도를 높이는 촉매.

주요 자료

1 E. Jordan, *Epidemic Influenza: A survey*, Chicago: American Medical Association, 1927.

2 A.W. Crosby Jr, *Epidemic and Peace, 1918*, Westport, Connecticut: Greenwood Press, 1976.

3 J.M. Barry, *The Great Influenza: The epic story of the deadliest plague in history*, New York: Penguin, 2004.

4 C.R. Byerly, *Fever of War: The influenza epidemic in the US Army during World War I*, New York: New York University Press, 2005.

5 G.M. Richardson, 'The onset of pneumonic influenza 1918 in relation to the wartime use of mustard gas', *NZMJ 47* (1948): 4–16.

6 A. Trilla, G. Trilla and C. Daer, 'The 1918 Spanish flu in Spain', *Clin Inf Dis 47* (2008): 668–73.

7 J.M. Barry, *The Great Influenza: The epic story of the deadliest plague in history*, New York: Penguin Books, 2004.

8 G.W. Rice, *Black November: The 1918 influenza pandemic in New Zealand* (2nd edn), Christchurch: Canterbury University Press, 2005.

9 G.W. Rice, *Black November.*

10 G.W. Rice, *Black November.*

11 T. Kessaram, J. Stanley and M.G. Baker, 'Estimating influenza-associated mortality in New Zealand from 1990 to 2008', *Influenza Other Respir Viruses 9(1)* (2015): 14–19.

12 N.A. Molinari, I.R. Ortega-Sanchez, M.L. Messonnier, W.W. Thompson, P.M. Wortley, E. Weintraub and C.B. Bridges, 'The annual impact of seasonal influenza in the US: Measuring disease burden and costs', *Vaccine 25(27)* (2007): 5086–96.

13 E. Centanni and E. Savonuzzi, 'La peste aviaria I & II', *Communicazione fatta all'accademia delle scienze mediche e naturali de Ferrara*, 1901.

14 W. Schäfer, 'Vergleichende sero-immunologische Untersuchungen über die Viren der Influenza und klassichen Geflügelpest' [Comparative sero-immunological investigations on the viruses of influenza and classic fowl plague], *Zeitschrift für Naturforschung 10b* (1955): 81–91.

15 J.S. Koen, 'A practical method for field diagnosis of swine disease', *Am J Vet Med 14* (1919): 468–70.

16 R.E. Shope, 'Swine influenza. I. Experimental transmission and pathology', *J Exp Med 54* (1931): 349–59; R.E. Shope, 'Swine influenza. III. Filtration experiments and

etiology', *J Exp Med 54* (1931): 373–85.
17 D. Tyrrell, 'Discovery of influenza viruses', in K.G. Nicholson, R.G. Webster, A.J. Hay (eds), *Textbook of Influenza*, Oxford: Blackwell Science, 1998 (19–26).
18 W. Smith and C.V. Stuart-Harris, 'Influenza infection of man from the ferret', *Lancet 228* (1936): 121–23.
19 F.M. Burnet, 'Influenza virus on the developing egg. I. Changes associated with the development of an egg-passage strain of virus', *Br J Exp Path 17(4)* (1936): 282–93.
20 G.K. Hirst, 'The agglutination of red cells by allantoic fluid of chick embryos infected with influenza virus', *Science 94(2427)* (1941): 22–23.
21 G.K. Hirst, 'Adsorption of influenza hemagglutinins and virus by red blood cells', *J Exp Med 76(2)* (1942): 195–209.
22 D. Bucher and P. Palese, 'The biologically active proteins of influenza virus: Neuraminidase', in E.D. Kilbourne (ed.), *The Influenza Viruses and Influenza*, New York: Academic Press, 1975 (83–123).
23 T. Francis Jr., 'A new type of virus from epidemic influenza', *Science 92* (1940): 405–08.
24 A.M.-M. Payne, 'The influenza programme of WHO', *Bull Wld Hlth Org 8(5–6)* (1953): 755–92.
25 C.M. Chu, C.H. Andrewes and A.W. Gledhill, 'Influenza in 1948–1949', *Bull Wld Hlth Org 3* (1950): 187–214.
26 W.B. Becker, 'The morphology of tern virus', *Virology 20* (1963): 318–27.
27 W.G. Laver, 'From the Great Barrier Reef to a "cure" for the flu: Tall tales, but true', *Perspect Biol Med 47(4)* (2004): 590–96.
28 J.C. Downie and W.G. Laver, 'Isolation of a type A influenza virus from an Australian pelagic bird', *Virology 51(2)* (1973): 259–69.
29 R.G. Webster, M. Yakhno, V.S. Hinshaw, W.J. Bean and K.G. Murti, 'Intestinal influenza: Replication and characterization of influenza viruses in ducks', *Virology 84(2)* (1978): 268–78.
30 B.C. Easterday, D.O. Trainer, B. Tůmová and H.G. Pereira, 'Evidence of infection with influenza viruses in migratory waterfowl', *Nature 219(5153)* (1968): 523–24.
31 R.D. Slemons, D.C. Johnson, J.S. Osborn and F. Hayes, 'Type-A influenza viruses isolated from wild free-flying ducks in California', *Avian Dis 18(1)* (1974): 119–24.
32 R.G. Webster, M. Morita, C. Pridgen and B. Tůmová, 'Ortho- and paramyxoviruses from migrating feral ducks: Characterization of a new group of influenza A viruses', *J Gen Virol 32(2)* (1976): 217–25.
33 R.G. Webster, M. Yakhno, V.S. Hinshaw, W.J. Bean and K.G. Murti, 'Intestinal influenza: Replication and characterization of influenza viruses in ducks', *Virology 84(2)* (1978): 268–78.
34 V.S. Hinshaw, R.G. Webster and B. Turner, 'Novel influenza A viruses isolated from Canadian feral ducks: Including strains antigenically related to swine influenza (Hsw1N1) viruses', *J Gen Virol 41(1)* (1978): 115–27.
35 B. Harrington, *The Flight of the Red Knot*, New York/London: W.W. Norton and Co,

1996; D. Cramer, *The Narrow Edge: A tiny bird, an ancient crab and an epic journey*, New Haven, Connecticut: Yale University Press, 2015.

36 P. Hoose, *Moonbird: A year on the wing with the great survivor B95*, New York: Farrar, Straus and Giroux, 2012.

37 C.N. Shuster, H.J. Brockmann and R. Barlow (eds), *The American Horseshoe Crab*, Cambridge, Massachusetts/London: Harvard University Press, 2003.

38 I.L. Graves, 'Influenza viruses in birds of the Atlantic flyway', *Avian Diseases 36* (1992): 1–10.

39 Y. Kawaoka, T.M. Chambers, W.L. Sladen and R.G. Webster, 'Is the gene pool of influenza viruses in shorebirds and gulls different from that in wild ducks?', *Virology 163(1)* (1988): 247–50.

40 S. Krauss, D.E. Stallknecht, N.J. Negovetich, L.J. Niles, R.J. Webby and R.G. Webster, 'Coincident ruddy turnstone migration and horseshoe crab spawning creates an ecological "hot spot" for influenza viruses', *Proc Biol Sci 277(1699)* (2010): 3373–79.

41 Larry Niles, I.J. Niles and Associates, Rutgers University, personal communication.

42 L. Niles, J. Burger and A. Dey, *Life Along the Delaware Bay, Cape May: Gateway to a million shorebirds*, New Brunswick: Rivergate Books (Rutgers University Press), 2012.

43 B. Tůmová and B.C. Easterday, 'Relationship of envelope antigens of animal influenza viruses to human A2 influenza strains isolated in the years 1957–68', *Bull Wld Hlth Org 41(3)* (1969): 429–35.

44 H.G. Pereira, B. Tůmová and R.G. Webster, 'Antigenic relationship between influenza A viruses of human and avian origins', *Nature 215(5104)* (1967): 982–83.

45 R.G. Webster and H.G. Pereira, 'A common surface antigen in influenza viruses from human and avian sources', *J Gen Virol 3(2)* (1968): 201–08.

46 F.M. Burnet and P.E. Lind, 'Studies on recombination with influenza viruses in the chick embryo. III. Reciprocal genetic interaction between two influenza virus strains', *Aust J Exp Biol Med Sci 30(6)* (1952): 469–77.

47 Pereira, Tůmová and Webster, 'Antigenic relationship between influenza A viruses of human and avian origins'.

48 R.G. Webster, C.H. Campbell and A. Granoff, 'The "in vivo" production of "new" influenza A viruses. I. Genetic recombination between avian and mammalian influenza viruses', *Virology 44(2)* (1971): 317–28.

49 L.J. Zakstelskaja, N.A. Evstigneeva, V.A. Isachenko, S.P. Shenderovitch and V.A. Efimova, 'Influenza in the USSR: New antigenic variant A2-Hong Kong-1-68 and its possible precursors', *Am J Epidemiol 90(5)* (1969): 400–05.

50 W.G. Laver and R.G. Webster, 'Studies on the origin of pandemic influenza. III. Evidence implicating duck and equine influenza viruses as possible progenitors of the Hong Kong strain of human influenza', *Virology 51(2)* (1973): 383–91.

51 C.M. Chu, C. Shao, C.C. Hou, 'Studies of strains of influenza viruses isolated during the epidemic in 1957 in Changchun', *Vopr Virusol 2(5)* (1957): 278–81.

52 W. Chang, 'National influenza experience in Hong Kong, 1968', *Bull Wld Hlth Org*

41(3) (1969): 349–51.

53 S. Lui, 'An ethnographic comparison of wet markets and supermarkets in Hong Kong, 2008', *The Hong Kong Anthr 2* (2008): 1–52.

54 K.F. Shortridge, W.K. Butterfield, R.G. Webster and C.H. Campbell, 'Isolation and characterization of influenza A viruses from avian species in Hong Kong', *Bull Wld Hlth Org 55* (1977): 15–20.

55 K.F. Shortridge, R.G. Webster, W.K. Butterfield and C.H. Campbell, 'Persistence of Hong Kong influenza virus variants in pigs', *Science 196* (1977): 1454–55.

56 K.F. Shortridge, W.K. Butterfield, R.G. Webster and C.H. Campbell, 'Diversity of influenza A virus subtypes isolated from domestic poultry in Hong Kong', *Bull Wld Hlth Org 57(3)* (1979): 465–69.

57 D.K. L'vov, B. Easterday, R. Webster, A.A. Sazonov and N.N. Zhilina, ['Virological and serological examination of wild birds during the spring migrations in the region of the Manych Reservoir, Rostov Province'], *Vopr Virusol 4* (1977): 409–14. [In Russian.]

58 F.J. Austin and R.G. Webster, 'Evidence of ortho- and paramyxoviruses in fauna from Antarctica', *J Wildl Dis 29(4)* (1993): 568–71.

59 A.C. Hurt, Y.C. Su, M. Aban, H. Peck, H. Lau, C. Baas, Y.M. Deng, N. Spirason, P. Ellström, J. Hernandez, B. Olsen, I.G. Barr, D. Vijaykrishna and D. Gonzalez- Acuna, 'Evidence for the introduction, reassortment, and persistence of diverse influenza A viruses in Antarctica', *J Virol 90(21)* (2016): 9674–82.

60 N. Zhou, S. He, T. Zhang, W. Zou, L. Shu, G.B. Sharp and R.G. Webster, 'Influenza infection in humans and pigs in southeastern China', *Arch Virol 141(3–4)* (1996): 649–61.

61 L.L. Shu, N.N. Zhou, G.B. Sharp, S.Q. He, T.J. Zhang, W.W. Zou and R.G. Webster, 'An epidemiological study of influenza viruses among Chinese farm families with household ducks and pigs', *Epidemiol Infect 117(1)* (1996): 179–88.

62 J.C. de Jong, E.C. Claas, A.D. Osterhaus, R.G. Webster and W.L. Lim, 'A pandemic warning?', *Nature 389(6651)* (1997): 554.

63 K.F. Shortridge, N.N. Zhou, Y. Guan, P. Gao, T. Ito, Y. Kawaoka, S. Kodihalli, S. Krauss, D. Markwell, K.G. Murti, M. Norwood, D. Senne, L. Sims, A. Takada and R.G. Webster, 'Characterization of avian H5N1 influenza viruses from poultry in Hong Kong', *Virology 252(2)* (1998): 331–42.

64 L.D. Sims, T.M. Ellis, K.K. Liu, K. Dyrting, H. Wong, M. Peiris, Y. Guan and K.F. Shortridge, 'Avian influenza in Hong Kong 1997–2002', *Avian Dis 47(3 Suppl)* (2003): 832–38.

65 Y. Guan, K.F. Shortridge, S. Krauss and R.G. Webster, 'Molecular characterization of H9N2 influenza viruses: Were they the donors of the "internal" genes of H5N1 viruses in Hong Kong?', *Proc Natl Acad Sci USA 96(16)* (1999): 9363–67.

66 H. Chen, G. Deng, Z. Li, G. Tian, Y. Li, P. Jiao, L. Zhang, Z. Liu, R.G. Webster and K. Yu, 'The evolution of H5N1 influenza viruses in ducks in southern China', *Proc Natl Acad Sci USA 101(28)* (2004): 10452–57.

67 K.S. Li, Y. Guan, J. Wang, G.J. Smith, K.M. Xu, L. Duan, A.P. Rahardjo, P. Puthavathana, C. Buranathai, T.D. Nguyen, A.T. Estoepangestie, A. Chaisingh, P. Auewarakul, H.T. Long, N.T. Hanh, R.J. Webby, L.L. Poon, H. Chen, K.F. Shortridge, K.Y. Yuen, R.G. Webster and J.S. Peiris, 'Genesis of a highly pathogenic and potentially pandemic H5N1 influenza virus in eastern Asia', *Nature 430(6996)* (2004): 209–13.

68 X. Xu, K. Subbarao, N.J. Cox and Y. Guo, 'Genetic characterization of the pathogenic influenza A/Goose/Guangdong/1/96 (H5N1) virus: Similarity of its hemagglutinin gene to those of H5N1 viruses from the 1997 outbreaks in Hong Kong', *Virology 261(1)* (1999): 15–19.

69 Y. Guan, L.L. Poon, C.Y. Cheung, T.M. Ellis, W. Lim, A.S. Lipatov, K.H. Chan, K.M. Sturm-Ramirez, C.L. Cheung, Y.H. Leung, K.Y. Yuen, R.G. Webster and J.S. Peiris, 'H5N1 influenza: A protean pandemic threat', *Proc Natl Acad Sci USA 101(21)* (2004): 8156–61.

70 A.K. Boggild, L. Yuan, D.E. Low and A.J. McGeer, 'The impact of influenza on the Canadian First Nations', *Can J Public Health 102(5)* (2011): 345–48.

71 S.M. Flint, J.S. Davis, J.Y. Su, E.P. Oliver-Landry, B.A. Rogers, A. Goldstein, J.H. Thomas, U. Parameswaran, C. Bigham, K. Freeman, P. Goldrick and S.Y.C. Tong, 'Disproportionate impact of pandemic (H1N1) 2009 influenza on Indigenous people in the Top End of Australia's Northern Territory', *Med J Aust 192(10)* (2010): 617–22.

72 H.V. Fineberg, 'Pandemic preparedness and response: Lessons from the H1N1 influenza of 2009', *N Engl J Med 370(14)* (2014): 1335–42.

73 A. Vincent, L. Awada, I. Brown, H. Chen, F. Claes, G. Dauphin, R. Donis, M. Culhane, K. Hamilton, N. Lewis, E. Mumford, T. Nguyen, S. Parchariyanon, J. Pasick, G. Pavade, A. Pereda, M. Peiris, T. Saito, S. Swenson, K. Van Reeth, R. Webby, F. Wong and J. Ciacci-Zanella, 'Review of influenza A virus in swine worldwide: A call for increased surveillance and research', *Zoonoses and Public Health 61* (2014): 4–17.

74 G.J. Smith, D. Vijaykrishna, J. Bahl, S.J. Lycett, M. Worobey, O.G. Pybus, S.K. Ma, C.L. Cheung, J. Raghwani, S. Bhatt, J.S. Peiris, Y. Guan and A. Rambaut, 'Origins and evolutionary genomics of the 2009 swine-origin H1N1 influenza A epidemic', *Nature 459(7250)* (2009): 1122–25.

75 R. Gao, B. Cao, Y. Hu, Z. Feng, D. Wang, W. Hu, J. Chen, Z. Jie, H. Qiu, K. Xu, X. Xu, H. Lu, W. Zhu, Z. Gao, N. Xiang, Y. Shen, Z. He, Y. Gu, Z. Zhang, Y. Yang, X. Zhao, L. Zhou, X. Li, S. Zou, Y. Zhang, X. Li, L. Yang, J. Guo, J. Dong, Q. Li, L. Dong, Y. Zhu, T. Bai, S. Wang, P. Hao, W. Yang, Y. Zhang, J. Han, H. Yu, D. Li, G.F. Gao, G. Wu, Y. Wang, Z. Yuan and Y. Shu, 'Human infection with a novel avian-origin influenza A (H7N9) virus', *N Engl J Med 368(20)* (2013): 1888–97.

76 J.S. Peiris, 'Severe Acute Respiratory Syndrome (SARS)', *J Clin Virol 28(3)* (2003): 245–47.

77 Y. Guan, B.J. Zheng, Y.Q. He, X.L. Liu, Z.X. Zhuang, C.L. Cheung, S.W. Luo, P.H. Li, L.J. Zhang, Y.J. Guan, K.M. Butt, K.L. Wong, K.W. Chan, W. Lim, K.F.

Shortridge, K.Y. Yuen, J.S. Peiris and L.L. Poon, 'Isolation and characterization of viruses related to the SARS coronavirus from animals in southern China', *Science 302(5643)* (2003): 276–

78 J. Pu, S. Wang, Y. Yin, G. Zhang, R.A. Carter, J. Wang, G. Xu, H. Sun, M. Wang, C. Wen, Y. Wei, D. Wang, B. Zhu, G. Lemmon, Y. Jiao, S. Duan, Q. Wang, Q. Du, M. Sun, J. Bao, Y. Sun, J. Zhao, H. Zhang, G. Wu, J. Liu and R.G. Webster, 'Evolution of the H9N2 influenza genotype that facilitated the genesis of the novel H7N9 virus', *Proc Natl Acad Sci USA 112(2)* (2015): 548–53.

79 Pu et al., 'Evolution of the H9N2 influenza genotype'.

80 J.C. Jones, S. Sonnberg, R.J. Webby and R.G. Webster, 'Influenza A (H7N9) virus transmission between finches and poultry', *Emerg Infect Dis 21(4)* (2015): 619–28.

81 S. Krauss, D.E. Stallknecht, R.D. Slemons, A.S. Bowman, R.L. Poulson, J.M. Nolting, J.P. Knowles and R.G. Webster, 'The enigma of the apparent disappearance of Eurasian highly pathogenic H5 clade 2.3.4.4 influenza A viruses in North American waterfowl', *Proc Natl Acad Sci USA 113(32)* (2016): 9033–38.

82 J.K. Taubenberger, A.H. Reid, A.E. Krafft, K.E. Bijwaard and T.G. Fanning, 'Initial genetic characterization of the 1918 "Spanish" influenza virus', *Science 275(5307)* (1997): 1793–96.

83 K. Duncan, *Hunting the 1918 Flu: One scientist's search for a killer virus*, Toronto: University of Toronto Press, 2003.

84 P. Davies, *Catching Cold: 1918's forgotten tragedy and the scientific hunt for the virus that caused it*, London: Michael Joseph, 1999.

85 P. Davies, *Catching Cold.*

86 G. Kolata, *Flu: The story of the great influenza pandemic of 1918 and the search for the virus that caused it*, New York: Farrar, Straus and Giroux, 1999.

87 G. Kolata, *Flu.*

88 J.K. Taubenberger, A.H. Reid, R.M. Lourens, R. Wang, G. Jin and T.G. Fanning, 'Characterization of the 1918 influenza virus polymerase genes', *Nature 437(7060)* (2005): 889–93.

89 Taubenberger, et al., 'Characterization of the 1918 influenza virus polymerase genes'.

90 T.M. Tumpey, C.F. Basler, P.V. Aguilar, H. Zeng, A. Solórzano, D.E. Swayne, N.J. Cox, J.M. Katz, J.K. Taubenberger, P. Palese and A. García-Sastre, 'Characterization of the reconstructed 1918 Spanish influenza pandemic virus', *Science 310(5745)* (2005): 77–80; C.F. Basler and P.V. Aguilar, 'Progress in identifying virulence determinants of the 1918 H1N1 and the Southeast Asian H5N1 influenza A viruses', *Antiviral Res 79(3)* (2008): 166–78.

91 D. Kobasa, S.M. Jones, K. Shinya, J.C. Kash, J. Copps, H. Ebihara, Y. Hatta, J.H. Kim, P. Halfmann, M. Hatta, F. Feldmann, J.B. Alimonti, L. Fernando, Y. Li, M.G. Katze, H. Feldmann and Y. Kawaoka, 'Aberrant innate immune response in lethal infection of macaques with the 1918 influenza virus', *Nature 445(7125)* (2007): 319–23.

92 J.K. Taubenberger, A.H. Reid and T.G. Fanning, 'Capturing a killer flu virus', *Scientific American 292* (2005): 62–71.

93 C. Pappas, P.V. Aguilar, C.F. Basler, A. Solórzano, H. Zeng, L.A. Perrone, P. Palese, A. García-Sastre, J.M. Katz and T.M. Tumpey, 'Single gene reassortants identify a critical role for PB1, HA, and NA in the high virulence of the 1918 pandemic influenza virus', *Proc Natl Acad Sci USA 105(8)* (2008): 3064–69.

94 G.D. Shanks and J.F. Brundage, 'Pathogenic responses among young adults during the 1918 influenza pandemic', *Emerging Infectious Diseases 18* (2012): 201–07.

95 R.T. Ravenholt and W.H. Foege, '1918 influenza, encephalitis lethargica, parkinsonism', *Lancet 2(8303)* (1982): 860–64.

96 D. Kobasa, S.M. Jones, K. Shinya, J.C. Kash, J. Copps, H. Ebihara, Y. Hatta, J.H. Kim, P. Halfmann, M. Hatta, F. Feldmann, J.B. Alimonti, L. Fernando, Y. Li, M.G. Katze, H. Feldmann and Y. Kawaoka, 'Aberrant innate immune response in lethal infection of macaques with the 1918 influenza virus', *Nature 445(7125)* (2007): 319–23.

97 H. Jang, D. Boltz, K. Sturm-Ramirez, K.R. Shepherd, Y. Jiao, R. Webster and R.J. Smeyne, 'Highly pathogenic H5N1 influenza virus can enter the central nervous system and induce neuroinflammation and neurodegeneration', *Proc Natl Acad Sci USA 106(33)* (2009): 14063–68.

98 Taubenberger et al., 'Characterization of the 1918 influenza virus polymerase genes'.

99 Herfst et al., 'Airborne transmission of influenza A/H5N1 virus between ferrets'.

100 M. Imai, T. Watanabe, M. Hatta, S.C. Das, M. Ozawa, K. Shinya, G. Zhong, A. Hanson, H. Katsura, S. Watanabe, C. Li, E. Kawakami, S. Yamada, M. Kiso, Y. Suzuki, E.A. Maher, G. Neumann and Y. Kawaoka, 'Experimental adaptation of an influenza H5 HA confers respiratory droplet transmission to a reassortant H5 HA/H1N1 virus in ferrets', *Nature 486(7403)* (2012): 420–28.

참고문헌

Austin, F.J. and R.G. Webster, 'Evidence of ortho- and paramyxoviruses in fauna from Antarctica', *J Wildl Dis 29(4)* (1993): 568–71.

Barry, J.M., *The Great Influenza: The epic story of the deadliest plague in history*, New York: Penguin, 2004.

Basler, C.F. and P.V. Aguilar, 'Progress in identifying virulence determinants of the 1918 H1N1 and the Southeast Asian H5N1 influenza A viruses', *Antiviral Res 79(3)* (2008): 166–78.

Becker, W.B., 'The morphology of tern virus', *Virology 20* (1963): 318–27.

Boggild, A.K., L. Yuan, D.E. Low and A.J. McGeer, 'The impact of influenza on the Canadian First Nations', *Can J Public Health 102(5)* (2011): 345–48.

Bucher, D. and P. Palese, 'The biologically active proteins of influenza virus: Neuraminidase', in E.D. Kilbourne (ed.), *The Influenza Viruses and Influenza*, New York: Academic Press, 1975 (83–123).

Burnet, F.M., 'Influenza virus on the developing egg. I. Changes associated with the development of an egg-passage strain of virus', *Br J Exp Path 17(4)* (1936): 282–93.

Burnet, F.M. and P.E. Lind, 'Studies on recombination with influenza viruses in the chick embryo. III. Reciprocal genetic interaction between two influenza virus strains', *Aust J Exp Biol Med Sci 30(6)* (1952): 469–77.

Byerly, C.R., *Fever of War: The influenza epidemic in the US Army during World War I*, New York: New York University Press, 2005.

Centanni, E. and E. Savonuzzi, 'La peste aviaria I & II', Communicazione fatta all'accademia delle scienze mediche e naturali de Ferrara, 1901.

Chang, W., 'National influenza experience in Hong Kong, 1968', *Bull Wld Hlth Org 41(3)* (1969): 349–51.

Chen, H., G. Deng, Z. Li, G. Tian, Y. Li, P. Jiao, L. Zhang, Z. Liu, R.G. Webster and K. Yu 'The evolution of H5N1 influenza viruses in ducks in southern China', *Proc Natl Acad Sci USA 101(28)* (2004): 10452–57.

Chu, C.M., C.H. Andrewes and A.W. Gledhill, 'Influenza in 1948–1949', *Bull Wld Hlth Org 3* (1950): 187–214.

Chu, C.M., C. Shao and C.C. Hou, 'Studies of strains of influenza viruses isolated during the epidemic in 1957 in Changchun', *Vopr Virusol 2(5)* (1957): 278–81.

Cramer, D., *The Narrow Edge: A tiny bird, an ancient crab and an epic journey*, New

Haven, Connecticut: Yale University Press, 2015.

Crosby, A.W., *America's Forgotten Pandemic: The influenza of 1918*, Cambridge: Cambridge University Press, 1989, 295.

Crosby, A.W., *Epidemic and Peace, 1918*, Westport, Connecticut: Greenwood Press, 1976.202

de Jong, J.C., E.C. Claas, A.D. Osterhaus, R.G. Webster and W.L. Lim, 'A pandemic warning?', *Nature 389(6651)* (1997): 554.

Downie, J.C. and W.G. Laver, 'Isolation of a type A influenza virus from an Australian pelagic bird', *Virology 51(2)* (1973): 259–69.

Duncan, K., *Hunting the 1918 flu: One scientist's search for a killer virus*, Toronto: University of Toronto Press, 2003.

Easterday, B.C., D.O. Trainer, B. Tůmová and H.G. Pereira, 'Evidence of infection with influenza viruses in migratory waterfowl', *Nature 219(5153)* (1968): 523–24.

Fineberg, H.V., 'Pandemic preparedness and response. Lessons from the H1N1 influenza of 2009', *N Engl J Med 370(14)* (2014): 1335–42.

Flint, S.M., J.S. Davis, J.Y. Su, E.P. Oliver-Landry, B.A. Rogers, A. Goldstein, J.H. Thomas, U. Parameswaran, C. Bigham, K. Freeman, P. Goldrick and S.Y.C. Tong, 'Disproportionate impact of pandemic (H1N1) 2009 influenza on indigenous people in the top end of Australia's Northern Territory', *Med J Aust 192(10)* (2010): 617–22.

Francis, T., Jr., 'A new type of virus from epidemic influenza', *Science 92* (1940): 405–08.

Gao, R., B. Cao, Y. Hu, Z. Feng, D. Wang, W. Hu, J. Chen, Z. Jie, H. Qiu, K. Xu, X. Xu, H. Lu, W. Zhu, Z. Gao, N. Xiang, Y. Shen, Z. He, Y. Gu, Z. Zhang, Y. Yang, X. Zhao, L. Zhou, X. Li, S. Zou, Y. Zhang, X. Li, L. Yang, J. Guo, J. Dong, Q. Li, L. Dong, Y. Zhu, T. Bai, S. Wang, P. Hao, W. Yang, Y. Zhang, J. Han, H. Yu, D. Li, G.F. Gao, G. Wu, Y. Wang, Z. Yuan and Y. Shu, 'Human infection with a novel avian-origin influenza A (H7N9) virus', *N Engl J Med 368(20)* (2013): 1888–97.

Graves, I.L., 'Influenza viruses in birds of the Atlantic flyway', *Avian Diseases 36* (1992): 1–10.

Guan, Y., L.L. Poon, C.Y. Cheung, T.M. Ellis, W. Lim, A.S. Lipatov, K.H. Chan, K.M. Sturm-Ramirez, C.L. Cheung, Y.H. Leung, K.Y. Yuen, R.G. Webster and J.S. Peiris, 'H5N1 influenza: A protean pandemic threat', *Proc Natl Acad Sci USA 101(21)* (2004): 8156–61.

Guan, Y., K.F. Shortridge, S. Krauss and R.G. Webster, 'Molecular characterization of H9N2 influenza viruses: Were they the donors of the "internal" genes of H5N1 viruses in Hong Kong?', *Proc Natl Acad Sci USA 96(16)* (1999): 9363–67.

Guan, Y., B.J. Zheng, Y.Q. He, X.L. Liu, Z.X. Zhuang, C.L. Cheung, S.W. Luo, P.H. Li, L.J. Zhang, Y.J. Guan, K.M. Butt, K.L. Wong, K.W. Chan, W. Lim, K.F. Shortridge, K.Y. Yuen, J.S. Peiris and L.L. Poon, 'Isolation and characterization of viruses related to the SARS coronavirus from animals in southern China', *Science 302(5643)* (2003): 276–78.

Harrington, B., *The Flight of the Red Knot*, New York/London: W.W. Norton and Co,

1996.

Herfst, S., E.J. Schrauwen, M. Linster, S. Chutinimitkul, E. de Wit, V.J. Munster, E.M. Sorrell, T.M. Bestebroer, D.F. Burke, D.J. Smith, G.F. Rimmelzwaan, A.D. Osterhaus and R.A. Fouchier, 'Airborne transmission of influenza A/H5N1 virus between ferrets', *Science 336(6088)* (2012): 1534–41.

Hinshaw, V.S., R.G. Webster and B. Turner, 'Novel influenza A viruses isolated from Canadian feral ducks: Including strains antigenically related to swine influenza (Hsw1N1) viruses', *J Gen Virol 41(1)* (1978): 115–27.

Hirst, G.K., 'Adsorption of influenza hemagglutinins and virus by red blood cells', *J Exp Med 76(2)* (1942): 195–209.

Hirst, G.K., 'The agglutination of red cells by allantoic fluid of chick embryos infected with influenza virus', *Science 94(2427)* (1941): 22–23.

Hoose, P., *Moonbird: A year on the wing with the great survivor B95*, New York: Farrar, Straus and Giroux, 2012.

Hurt, A.C., Y.C. Su, M. Aban, H. Peck, H. Lau, C. Baas, Y.M. Deng, N. Spirason, P. Ellström, J. Hernandez, B. Olsen, I.G. Barr, D. Vijaykrishna and D. Gonzalez-Acuna, 'Evidence for the introduction, reassortment, and persistence of diverse influenza A viruses in Antarctica', *J Virol 90(21)* (2016): 9674–82.

Imai, M., T. Watanabe, M. Hatta, S.C. Das, M. Ozawa, K. Shinya, G. Zhong, A. Hanson, H. Katsura, S. Watanabe, C. Li, E. Kawakami, S. Yamada, M. Kiso, Y. Suzuki, E.A. Maher, G. Neumann and Y. Kawaoka, 'Experimental adaptation of an influenza H5 HA confers respiratory droplet transmission to a reassortant H5 HA/H1N1 virus in ferrets', *Nature 486(7403)* (2012): 420–28.

Jang, H., D. Boltz, K. Sturm-Ramirez, K.R. Shepherd, Y. Jiao, R. Webster and R.J. Smeyne, 'Highly pathogenic H5N1 influenza virus can enter the central nervous system and induce neuroinflammation and neurodegeneration', *Proc Natl Acad Sci USA 106(33)* (2009): 14063–68.

Jones, J.C., S. Sonnberg, R.J. Webby and R.G. Webster, 'Influenza A (H7N9) virus transmission between finches and poultry', *Emerg Infect Dis 21(4)* (2015): 619–28.

Jordan, E., *Epidemic Influenza: A survey*, Chicago: American Medical Association, 1927.

Kawaoka, Y., T.M. Chambers, W.L. Sladen and R.G. Webster, 'Is the gene pool of influenza viruses in shorebirds and gulls different from that in wild ducks?', *Virology 163(1)* (1988): 247–50.

Kessaram, T., J. Stanley and M.G. Baker, 'Estimating influenza-associated mortality in New Zealand from 1990 to 2008', *Influenza Other Respir Viruses 9(1)* (2015): 14–19.

Kobasa, D., S.M. Jones, K. Shinya, J.C. Kash, J. Copps, H. Ebihara, Y. Hatta, J.H. Kim, P. Halfmann, M. Hatta, F. Feldmann, J.B. Alimonti, L. Fernando, Y. Li, M.G. Katze, H. Feldmann and Y. Kawaoka, 'Aberrant innate immune response in lethal infection of macaques with the 1918 influenza virus', *Nature 445(7125)* (2007): 319–23.

Koen, J.S., 'A practical method for field diagnosis of swine disease', *Am J Vet Med 14* (1919): 468–70.

Krauss, S., D.E. Stallknecht, N.J. Negovetich, L.J. Niles, R.J. Webby and R.G. Webster, 'Coincident ruddy turnstone migration and horseshoe crab spawning creates an ecological "hot spot" for influenza viruses', *Proc Biol Sci 277(1699)* (2010): 3373–79.204

Krauss, S., D.E. Stallknecht, R.D. Slemons, A.S. Bowman, R.L. Poulson, J.M. Nolting, J.P. Knowles and R.G. Webster, 'The enigma of the apparent disappearance of Eurasian highly pathogenic H5 clade 2.3.4.4 influenza A viruses in North American waterfowl', *Proc Natl Acad Sci USA 113(32)* (2016): 9033–38.

L'vov, D.K., B. Easterday, R. Webster, A.A. Sazonov and N.N. Zhilina, ['Virological and serological examination of wild birds during the spring migrations in the region of the Manych Reservoir, Rostov Province'], *Vopr Virusol 4* (1977): 409–14. [In Russian.]

Laver, W.G., 'From the Great Barrier Reef to a "cure" for the flu: Tall tales, but true', *Perspect Biol Med 47(4)* (2004): 590–96.

Laver, W.G. and R.G. Webster, 'Studies on the origin of pandemic influenza. III. Evidence implicating duck and equine influenza viruses as possible progenitors of the Hong Kong strain of human influenza', *Virology 51(2)* (1973): 383–91.

Li, K.S., Y. Guan, J. Wang, G.J. Smith, K.M. Xu, L. Duan, A.P. Rahardjo, P. Puthavathana, C. Buranathai, T.D. Nguyen, A.T. Estoepangestie, A. Chaisingh, P. Auewarakul, H.T. Long, N.T. Hanh, R.J. Webby, L.L. Poon, H. Chen, K.F. Shortridge, K.Y. Yuen, R.G. Webster and J.S. Peiris, 'Genesis of a highly pathogenic and potentially pandemic H5N1 influenza virus in eastern Asia', *Nature 430(6996)* (2004): 209–13.

Lui, S., 'An ethnographic comparison of wet markets and supermarkets in Hong Kong, 2008', *The Hong Kong Anthr 2* (2008): 1–52.

Molinari, N.A., I.R. Ortega-Sanchez, M.L. Messonnier, W.W. Thompson, P.M. Wortley, E. Weintraub and C.B. Bridges, 'The annual impact of seasonal influenza in the US: Measuring disease burden and costs', *Vaccine 25(27)* (2007): 5086–96.

Niles, L., J. Burger and A. Dey, *Life Along the Delaware Bay, Cape May: Gateway to a million shorebirds*, New Brunswick: Rivergate Books (Rutgers University Press), 2012.

Pappas, C., P.V. Aguilar, C.F. Basler, A. Solórzano, H. Zeng, L.A. Perrone, P. Palese, A. García-Sastre, J.M. Katz and T.M. Tumpey, 'Single gene reassortants identify a critical role for PB1, HA, and NA in the high virulence of the 1918 pandemic influenza virus', *Proc Natl Acad Sci USA 105(8)* (2008): 3064–69.

Payne, A.M.-M., 'The influenza programme of WHO', *Bull Wld Hlth Org 8(5–6)* (1953): 755–92.

Peiris, J.S., 'Severe Acute Respiratory Syndrome (SARS)', *J Clin Virol 28(3)* (2003): 245–47.

Pereira, H.G., B. Tůmová and R.G. Webster, 'Antigenic relationship between influenza A viruses of human and avian origins', *Nature 215(5104)* (1967): 982–83.

Pu, J., S. Wang, Y. Yin, G. Zhang, R.A. Carter, J. Wang, G. Xu, H. Sun, M. Wang, C. Wen, Y. Wei, D. Wang, B. Zhu, G. Lemmon, Y. Jiao, S. Duan, Q. Wang, Q. Du, M. Sun, J. Bao, Y. Sun, J. Zhao, H. Zhang, G. Wu, J. Liu and R.G. Webster, 'Evolution of the H9N2 influenza genotype that facilitated the genesis of the novel H7N9 virus', *Proc Natl Acad Sci USA 112(2)* (2015): 548–53.

Ravenholt R.T. and W.H. Foege, '1918 influenza, encephalitis lethargica, parkinsonism', *Lancet 2(8303)* (1982): 860–64.

Rice, G.W., *Black November: The 1918 influenza pandemic in New Zealand*, New Zealand: Allen & Unwin, 1988.

Rice, G.W., *Black November: The 1918 influenza pandemic in New Zealand* (2nd ed.), Christchurch: Canterbury University Press, 2005.

Richardson, G.M., 'The onset of pneumonic influenza 1918 in relation to the wartime use of mustard gas', *NZMJ 47* (1948): 4–16.

Schäfer, W., 'Vergleichende sero-immunologische Untersuchungen über die Viren der Influenza und klassichen Geflügelpest' [Comparative sero-immunological investigations on the viruses of influenza and classical fowl plague], *Zeitschrift für Naturforschung 10b* (1955): 81–91.

Shope, R.E., 'Swine influenza. I. Experimental transmission and pathology', *J Exp Med 54* (1931), 349–59

Shope, R.E., 'Swine influenza. III. Filtration experiments and etiology', *J Exp Med 54* (1931): 373–85.

Shortridge, K.F., W.K. Butterfield, R.G. Webster and C.H. Campbell, 'Diversity of influenza A virus subtypes isolated from domestic poultry in Hong Kong', *Bull Wld Hlth Org 57(3)* (1979): 465–69.

Shortridge, K.F., W.K. Butterfield, R.G. Webster and C.H. Campbell, 'Isolation and characterization of influenza A viruses from avian species in Hong Kong', *Bull Wld Hlth Org 55* (1977): 15–20.

Shortridge, K.F., R.G. Webster, W.K. Butterfield and C.H. Campbell, 'Persistence of Hong Kong influenza virus variants in pigs', *Science 196* (1977): 1454–55.

Shortridge, K.F., N.N. Zhou, Y. Guan, P. Gao, T. Ito, Y. Kawaoka, S. Kodihalli, S. Krauss, D. Markwell, K.G. Murti, M. Norwood, D. Senne, L. Sims, A. Takada and R.G. Webster, 'Characterization of avian H5N1 influenza viruses from poultry in Hong Kong', *Virology 252(2)* (1998): 331–42.

Shu, L.L., N.N. Zhou, G.B. Sharp, S.Q. He, T.J. Zhang, W.W. Zou and R.G. Webster, 'An epidemiological study of influenza viruses among Chinese farm families with household ducks and pigs', *Epidemiol Infect 117(1)* (1996): 179–88.

Shuster C.N., H. Jane Brockmann and R.B. Barlow (eds), *The American Horseshoe Crab*, Cambridge, Massachusetts/London: Harvard University Press, 2003.

Sims, L.D., T.M. Ellis, K.K. Liu, K. Dyrting, H. Wong, M. Peiris, Y. Guan and K.F. Shortridge, 'Avian influenza in Hong Kong 1997–2002', *Avian Dis 47(3 Suppl)* (2003): 832–38.

Slemons, R.D., D.C. Johnson, J.S. Osborn and F. Hayes, 'Type-A influenza viruses isolated from wild free-flying ducks in California', *Avian Dis 18(1)* (1974): 119–24.

Smith, G.J., D. Vijaykrishna, J. Bahl, S.J. Lycett, M. Worobey, O.G. Pybus, S.K. Ma, C.L. Cheung, J. Raghwani, S. Bhatt, J.S. Peiris, Y. Guan and A. Rambaut, 'Origins and evolutionary genomics of the 2009 swine-origin H1N1 influenza A epidemic', *Nature*

459(7250) (2009): 1122–25.

Smith, W. and C.V. Stuart-Harris, 'Influenza infection of man from the ferret', *Lancet* (1936): 121–23.206

Taubenberger, J.K., A.H. Reid and T.G. Fanning, 'Capturing a killer flu virus', *Scientific American 292* (2005): 62–71.

Taubenberger, J.K., A.H. Reid, A.E. Krafft, K.E. Bijwaard and T.G. Fanning, 'Initial genetic characterization of the 1918 "Spanish" influenza virus', *Science 275(5307)* (1997): 1793–96.

Taubenberger, J.K., A.H. Reid, R.M. Lourens, R. Wang, G. Jin and T.G. Fanning, 'Characterization of the 1918 influenza virus polymerase genes', *Nature 437(7060)* (2005): 889–93.

Trilla, A., G. Trilla and C. Daer, 'The 1918 Spanish flu in Spain', *Clin Inf Dis 47* (2008): 668–73.

Tůmová, B. and B.C. Easterday, 'Relationship of envelope antigens of animal influenza viruses to human A2 influenza strains isolated in the years 1957–68', *Bull Wld Hlth Org 41(3)* (1969): 429–35.

Tumpey, T.M., C.F. Basler, P.V. Aguilar, H. Zeng, A. Solórzano, D.E. Swayne, N.J. Cox, J.M. Katz, J.K. Taubenberger, P. Palese and A. García-Sastre, 'Characterization of the reconstructed 1918 Spanish influenza pandemic virus', *Science 310(5745)* (2005): 77–80.

Tyrrell, D., 'Discovery of influenza viruses', in K.G. Nicholson, R.G. Webster and A.J. Hay (eds), *Textbook of Influenza*, Oxford: Blackwell Science, 1998 (19–26).

Vincent, A., L. Awada, I. Brown, H. Chen, F. Claes, G. Dauphin, R. Donis, M. Culhane, K. Hamilton, N. Lewis, E. Mumford, T. Nguyen, S. Parchariyanon, J. Pasick, G. Pavade, A. Pereda, M. Peiris, T. Saito, S. Swenson, K. Van Reeth, R. Webby, F. Wong and J. Ciacci-Zanella, 'Review of influenza A virus in swine worldwide: A call for increased surveillance and research',. *Zoonoses and Public Health 61* (2014): 4–17.

Webster, R.G., C.H. Campbell and A. Granoff, 'The "in vivo" production of "new" influenza A viruses. I. Genetic recombination between avian and mammalian influenza viruses', *Virology 44(2)* (1971): 317–28.

Webster R.G. and H.G. Pereira, 'A common surface antigen in influenza viruses from human and avian sources', *J Gen Virol 3(2)* (1968): 201–08.

Webster, R.G., M. Morita, C. Pridgen and B. Tůmová, 'Ortho- and paramyxoviruses from migrating feral ducks: Characterization of a new group of influenza A viruses', *J Gen Virol 32(2)* (1976): 217–25.

Webster, R.G., M. Yakhno, V.S. Hinshaw, W.J. Bean and K.G. Murti, 'Intestinal influenza: Replication and characterization of influenza viruses in ducks', *Virology 84(2)* (1978): 268–78.

Xu, X., K. Subbarao, N.J. Cox and Y. Guo, 'Genetic characterization of the pathogenic influenza A/Goose/Guangdong/1/96 (H5N1) virus: Similarity of its hemagglutinin gene to those of H5N1 viruses from the 1997 outbreaks in Hong Kong', *Virology 261(1)*

(1999): 15–19.

Zakstelskaja, L.J., N.A. Evstigneeva, V.A. Isachenko, S.P. Shenderovitch and V.A. Efimova, 'Influenza in the USSR: New antigenic variant A2-Hong Kong-1-68 and its possible precursors', *Am J Epidemiol 90(5)* (1969): 400–05.

Zhou, N., S. He, T. Zhang, W. Zou, L. Shu, G.B. Sharp and R.G. Webster, 'Influenza infection in humans and pigs in southeastern China', *Arch Virol 141(3–4)* (1996): 649–61.

감사의 말

아내 마조리가 없었다면 이 책을 내지 못했을 것이다. 아내는 내가 바이러스를 쫓아 전 세계를 돌아다니는 동안 아이 셋을 성공적으로 키웠을 뿐 아니라, 호주와 미국의 해변, 캐나다의 호수, 아시아의 가금류 시장에서 인플루엔자 바이러스를 찾을 때도 동행해 주었다. 내 연구의 모든 측면을 든든히 뒷받침해주었고, 항상 사회와 공동체에 이바지할 것을 일깨워주었다. 참으로 멋진 삶의 반려자가 아닐 수 없다.

내가 삶의 목표로 인플루엔자 연구를 선택한 것은 돌아가신 프랭크 페너Frank Fenner 덕이었다. 당시 대학원생이었던 나는 그의 밑에서 폭발적으로 늘어나는 토끼 개체수를 조절하기 위해 도입했던 점액종 바이러스를 연구하려고 뉴질랜드를 떠나 호주국립대학으로 진학했다. 원래 목표 대신 슈텝헨 퍼제커시 데 슈트 그로브트Stephen Fazekas de St Groth와 그레엄 레이버Graeme Laver 밑에서 인플루엔자를 연구하라는 말을 들었을 때는 어찌나 실망했던지 분한 마음이 들 정도였다. 하지만 이 책이 입증하듯 그 후 일은 놀랍게 풀려갔다. 큰 가르침을 주신 슈텝헨과 그레엄 두 분 선생님께 뒤늦게나마 감사드린다.

이 책의 많은 부분이 50년도 더 된 일을 기억에 의존해서 썼다. 오류와 생략이 있는 것은 물론, 일부 내 희망이 반영된 것은 불가피한 일이다. 짜릿한 여정을 함께 했지만 책에 일일이 언급하지 못한 많은 분께 감사드린다. 페니Penny와 메런 레이버Merran Laver, 진 다우니Jean Downie, 에이드리언 깁스Adrian Gibbs는 호주 그레이트 배리어 리프로 떠난 원정 여행 기록을 찾고 기억해 내는 데 큰 도움을 주었다.

1997년부터 홍콩 대학 미생물학과에서 켄 쇼트리지Ken Shortridge, 이 구안Yi Guan, 맬릭 파이리스Malik Peiris와 여섯 번의 겨울을 함께 보내는 특권을 누린 덕에 농수산부의 레즈 심스Les Simms, 보건부의 윌리나 림Wilina Lim을 비롯해 많은 분을 만날 수 있었다. 이 경험을 통해 조류독감 유행 중 인간-동물 접점을 직접 조사할 기회를 누렸다. 모든 과학자들이 살아 있는 조류를 취급하는 시장에서 인플루엔자가 전파되는 현상과 질병을 통제하고 예방하는 데 공중보건 관계자들이 어떤 어려움을 겪는지 이해하는 데 큰 도움을 주었다.

조사 방향에 대한 아이디어를 내고, 현장과 실험실과 책상에서 힘들고 지루한 일을 마다하지 않은 젊은 연구자들에게 큰 빚을 졌다. 그들이 없었다면 이 연구들을 할 수 없었을 것이다. 지금도 그들이 전 세계 곳곳의 인플루엔자 센터에서 큰 성취를 거둘 때마다 너무나 자랑스럽다. 인플루엔자 바이러스와 관련 지식의 공유를 촉진하고 전 세계에 걸쳐 명석한 과학자들의 교류와 협력을 강화하는 세계보건기구 국제 인플루엔자 감시 대응 시스템GISRS에도 감사드린다. 또한 이 책에 실린 연구들은 50년 넘게 연구비를 제공해준 미국립보건원의 지속적인 지원이 없었다면 불가능했을 것이다. 캐나다 야생동물 보호국, 뉴저지 야생동물 보호재단, 뉴저지 어류 및 야생동물 보호국 비사냥종 프로그램 직원들이 40년 넘게 뛰어난 전문성을 갖고 도와주었기에 야생 조류들을 연구할 수 있었다.

세인트주드 어린이연구병원과 미국 레바논 시리아 연합 자선회(American Lebanese Syrian Associated Charities, ALSAC, 세인트주드 병원 자선모금기관)는 든든한 지원과 함께 실험실 기반 시설과 각종 설비들을 제공해주었다. 세인트주드는 어린이 암 치료 중 감염 질환 통제에 중점을 두고 과학자와 의사들 사이의 교류를 적극 지원한다. 제임스 노울스James Knowles와 엘리자베스 스티븐스Elizabeth Stevens는 특별히 언급해야 할 것이다. 제임스는 이 책의 초고와 개고 원고를 모두 타이핑했을 뿐 아니라 많은 세부 사항을 교정해주었고, 엘리자베스는 멋진 도표들을 그려주었다.

오타고 대학 출판부 팀원들은 환상적이었다. 발행인인 레이철 스콧Rachel Scott은 프리랜서 편집자인 에리카 뵈키Erika Büky와 수 핼러스Sue Hallas의 도움을 받아 건조한 과학적 세부 사항들을 가독성 있는 글로 바꾸고, 책 전체를 뛰어나게 편집하면서 내게도 격려를 아끼지 않았다. 북디자이너 피오나 모팻Fiona Moffat과 빠짐없는 색인을 작성해준 다이앤 로우더Diane Lowther에게도 감사드린다.

원고가 책의 형태로 출간되는 과정에서 랜스 제닝스Lance

Jennings, 마리아 잼본Maria Zambon, 제프리 라이스Geoffrey Rice, 마이클 베이커Michael Baker, 마사토 타시로Masato Tashiro, 버나드 이스터데이Bernard Easterday, 그리고 두 명의 동료 검토자를 비롯한 많은 과학계 동료들이 원고를 읽고 귀중한 제안과 수정을 해주었다. 리처드 웨비Richard Webby, 폴 토머스Paul Thomas, 케이지 후쿠다Keiji Fukuda는 집필 초기 단계에서 많은 장들을 검토하고 특히 면역학, 2009년 H1N1 팬데믹, 국제관계에 대해 귀중한 조언을 들려주었다.

사실 이 책을 쓰라고 설득한 사람은 며느리인 섀런 웹스터Sharon Webster였다. 2016년 책을 쓸까 말까 망설이고 있을 때 섀런은 2018년이 1918년 스페인 독감 팬데믹 100주년이 되는 해임을 지적하며, 그 괴물 바이러스의 기원을 찾아 야생 물새들을 추적한 이야기를 하지 않고 지나가는 것은 안 될 말이라고 나를 설득했다. 과학자이자 화가이기도 한 섀런은 이 책의 인상적인 표지를 디자인하기도 했다.

옮긴이의 말

〈꿈꿀자유 감염병 시리즈〉를 시작하면서 맨 처음 떠올린 주제가 독감(인플루엔자)이었다. 거의 모든 감염병 학자가 다음 팬데믹이 온다면 그것은 독감일 거라고 생각하기 때문이다. 실제로 독감은 지난 세기에 세 차례나 팬데믹을 일으켜 수천만 명을 죽음으로 몰고 갔다. 2009년에도 소위 돼지독감 팬데믹이 발생했다. 다행히 규모는 작았지만 세계적으로 30만 명 가까운 사망자를 냈다. 집약적 축산과 자유무역, 여행의 확대로 인해 독감 팬데믹이 발생할 위험은 날로 커진다. 닥쳐오는 위험을 미리 알리고, 필요한 지식을 전달하려면 독감에 관해 좋은 책을 내야 한다고 생각했다.

그런데 '좋은 책'을 찾기가 너무 어려웠다. 독감에 관한 책은 많지만, 대부분 1918년 스페인 독감에 관한 것이다. 스페인 독감은 역사상 최대 규모의 전염병이었다. 당연히 매우 흥미로운 이야기가 많고, 되새겨야 할 교훈도 많다. 하지만 독감이 언제라도 들이닥칠 위험이라면 그걸로는 부족하지 않을까? 1918년 이후 무슨 일이 일어났으며, 현재 상황은 어떻고, 실제로 문제가 터진다면 무엇을 해야 하는지 알려줘야 하지 않을까?

그런 책이 있기는 있었다. 그런데 뭐랄까, 2% 부족했다. 도움이 안 된다고 할 수는 없지만, 출판기획자로서 내가 바라는 깊이에 미치지 못했다. 그러다 2024년 들어 상황이 급박해졌다. 미국에서 젖소들이 H5N1 조류독감에 걸리기 시작했다. H5N1에 감염된 고양이, 집쥐, 너구리, 스컹크, 여우도 계속 발견되었다. 급기야 인간 감염자도 나왔다. 학자들은 조류독감 바이러스가 포유류에 완전 적응해 인간을 침범할 준비를 끝냈다고 본다. 조류독감 인간 팬데믹은 시점이 문제일 뿐 반드시 온다는 것이다.

2% 부족한 책이라도 없는 것보다는 나을까? 조류독감에 초점을 맞춘 책이 있으면 좋겠는데… 다시 한번 검색에 들어갔다. AI는 도움이 되지 않았다. 온갖 책 소개 사이트와 독서 클럽도 마찬가지였다. 며칠간 검색하다가 우연히 이 책을 발견했다. 저자를 찾아보고 깜짝 놀랐다. 현재 독감의 생태학에 대해 알려진 중요한 소견들을 대부분 직접 밝혀낸 대학자였다. 바로 책을 구해서 읽는데, 도저히 손에서 내려놓을 수 없었다. 그야말로 한 편의 대서사시였다. 자신의 직접 경험을 쓴 것이라 너무나 생생하고, 모든 것을 아는 사람이 높은 곳에서 내려다보며 쓴 것이라 깊고 넓고 촘촘했다. 조류독감뿐 아니라 독감에 대해 알아야 할 모든 지식이 들어있는 데다, 심지어 재미있기까지 하다니!

모든 일은 1960년대 초 저자인 로버트 웹스터가 스승이자 평생의 동료인 그레엄 레이버와 호주의 한 해변을 걷던 날 시작되었다. 슴새의 사체가 10~15미터마다 해변으로 떠밀려와 있었다. 제비갈매기가 인플루엔자 바이러스에 감염되어 집단 폐사한 일을 알고 있던 두 사람은 궁금해졌다. 슴새들도 인플루엔자로 죽었을까? 그들은 철새인 슴새가 둥지를 트는 그레이트 배리어 리프 주변 섬들로 조사를 떠난다. 놀랍게도 겉보기에 건강한 새들의 인후에서 인플루엔자 바이러스가 발견되었다. 첫 번째 중요한 발견이었다. 무해한 버전의 인플루엔자 바이러스는 건강한 철새를 통해 먼 거리를 이동할 수 있으며, 어떤 변화를 거쳐 치명적인 버전으로 전환될 수 있다. 또한 이 연구를 통해 레이버는 뉴라민산 가수분해효소의 순수 결정을 만들어 현재 가장 널리 사용되는 인플루엔자 치료제 타미플루의 개발을 이끌었다.

웹스터는 미국 멤피스의 세인트주드 어린이연구병원으로 자리를 옮겨 북미의 철새들을 연구하기 시작한다. 여기서 두 번째 중요한 사실을 발견한다. 물새에서 인플루엔자 바이러스는 호흡기 감염이 아니라 위장관 감염을 일으킨다는 것이다. 호흡기 감염이 아니기에 크게 앓지 않으며, 분변으로 바이러스를 배출하므로 물을 통해 다른 동물과 환경으로 퍼지기 쉽다. 또한 물새의 검체를 채취할 때는 인후보다 배설강에 중점을 두어야 한다.

매년 5월이면 미국 뉴저지주 델라웨어만에서 수많은 투구게가 짝짓기를 하고 알을 낳는다. 정확히 그 시기에 맞춰 남미와 캐나다 북부를 오가는 철새떼가 이곳을 찾아 장거리 비행에 필요한 영양을 보충한다. 웹스터는 딱 맞는 시간, 딱 맞는 장소에서 철새를 연구함으로써 인플루엔자 바이러스의 생태학에서 가장 중요한 세 번째 원칙을 확립한다. 인간과 다른 동물종에서 발견되는 A형 인플루엔자 바이러스의 보유숙주는 대부분 야생 물새다. 이 원칙은 현재 널리 인정되는 원 월드 원 헬스one world, one health 개념으로 이어진다. 세계의 모든 존재는 서로 연결되어 있고, 인간과 동물의 건강은 생태계와 밀접하게 관련된다는 것이다.

야생 물새의 바이러스가 어떻게 인간을 감염시킬까? 조류독감은 말 그대로 조류의 독감이다. 조류를 감염시킬 뿐 인간을 침범하지 않는다. 이것이 그때의 개념이었다. 웹스터는 뉴욕주 플럼섬에서 두 가지 조류 인플루엔자 바이러스로 칠면조와 돼지를 동시 감염시키는 연구를 통해 서로 다른 동물에서 유래한 인플루엔자 바이러스들은 자연 조건하에서 유전자를 분절 단위로 교환하며, 그 결과 생겨난 잡종 바이러스가 우세종이 될 수 있음을 입증했다. 네 번째 원칙은 인플루엔자 바이러스의 다양한 변이와 종간전파를 설명하는 데 가장 중요한 발견이다. 인간 인플루엔자 바이러스는 자연 조건에서 동물 인플루엔자 바이러스의 일부를 획득할 수 있다. 그렇게 생겨난 잡종 바이러스는 당연히 인간을 쉽게 감염시킨다.

그는 문화혁명기에 중국을 방문해 중국 남부의 대규모 오리 농장과 살아 있는 가금류 시장, 베이징 전통 요리인 오리구이를 보면서 1957년 아시아 독감과 1968년 홍콩독감 팬데믹이 모두 중국 남부에서 발생한 이유를 짐작한다. 결국 중국의 가금류 시장과 돼지 인플루엔자 감시 연구를 통해 다섯 번째 원칙을 발견한다. 오리류가 인플루엔자 바이러스의 전 세계적 보유숙주이며, 중국 남부의 가금류 시장은 다양한 인플루엔자 바이러스 게놈이 서로 섞여 신종 인플루엔자 바이러스가 출현하고, 인간에게도 전파할 수 있는 온상이라는 것이다.

그는 아메리카와 아시아 대륙은 물론 시베리아와 남극에 이르기까지 전 세계를 누비며 자신의 원칙들을 검증한다. (펭귄과 바다표범의 콧구멍과 항문 검체를 어떻게 채취했는지 보라!) 그의 이론을 둘러싼 모든 논란은 1997년 5월 21일, 홍콩에서 세 살 난 남자 아이가 H5N1 조류독감으로 사망하자 일시에 잠잠해졌다. 사망률이 30%에 이르는 유행병은 살아 있는 가금류를 취급하는 시장을 폐쇄하자 바로 가라앉았다. 급박한 상황에서 전염병의 수수께끼를 풀고, 사람들의 생명을 지키기 위해 제자들에게 전화를 거는 웹스터와 아무 망설임 없이 즉시 역병의 한가운데로 뛰어드는 젊은 학자들의 모습을 보며 마음이 숙연해지지 않을 수 없다.

마침내 H5N1 조류독감이 '날개를 펼치고 날아올라' 아시아를 휩쓸고, 유럽, 아프리카, 아메리카 대륙으로 장거리 전파를 거듭하는 모습은 생생하고도 무시무시하다. 묵시록적인 진격을 묘사하며 웹스터는 동물 전염병에서 살처분 전략과 백신 전략을 비교하고, 인간 전염병에서 백신과 치료제를 논하고, 2009년 소위 '돼지독감' 팬데믹을 일으킨 바이러스가 어떻게 생겨났는지 설명한다. 원칙과 현실의 거리가 얼마나 먼지도 보여준다. 살아 있는 가금류 시장을 폐쇄하는 것은 원칙이지만, 현실에서 그렇게 하면 가난한 아시아 국가 사람들은 신선한 육류를 구할 수 없다. 독감 유행 규모를 예측해 정확히 대처해야 한다는 것은 원칙이지만, 현실에서는 정확한 예측법이 없으며, 이로 인해 2009년 팬데믹 대응에 나섰던 학자들은 비난과 오해와 WHO 조사에 시달려야 했다. 빠른 정보 공유와 대응 협력은 원칙이지만, 현실에서 중국 등 권위주의 정부는 정치적 이유로 유행병 발생 소식을 철저히 비밀에 부치며, 심지어 학자들을 탄압한다.

여러 권의 책과 영상물에서 다루었듯 스페인 독감 희생자들의 무덤을 발굴해 바이러스의 유전정보를 밝혀낸 과정은 그대로 하나의 드라마다. 그러나 그 유전정보를 바탕으로 인류 역사상 가장 위험한 병원체로 꼽히는 바이러스를 실험실에서 다시 부활시킨 과정은 소상히 알려지지 않았다. 이 책에서 웹스터는 이야기의 줄거리는 물론, '기능 획득 연구'를 둘러싼 쟁점들을 하나하나 짚어가며 알려준다. 결국 모든 것이 임박한 팬데믹에 대응해 인류를 지키기 위한 노력의 일환이며, 원칙을 지키면서 합리적인 위험을 감수하는 '균형의 문제'라는 것이 그의 결론이다. 그렇다면 우리는 얼마나 준비가 되어 있을까? 어떻게 해야 할까?

마지막 장이야말로 이런 궁금증을 시원하게 풀어줄 것이다. 웹스터는 대응 전략을 치료제, 백신, 만능 항체, 만능 백신으로 분류해 현실성과 장단점을 명쾌하게 보여준다. 조류독감이 인간에게 팬데믹을 일으키는 일은 없을 것이라는 안일함을 피해야 한다고 경고하면서도, 그는 낙관주의를 이야기한다. 현재 불가능하다고 미래에도 그러리란 법은 없다. 우리는 과학적 지식을 추구하는 데 제한을 두지 않으면서, 실수를 저지르지 않아야 한다. 신중하면서도, 충분히 준비가 되어 있어야 한다. 실로 섬세한 균형을 잡아야 하는 것이다.

이 책은 '모든 인플루엔자 연구자의 스승'이라 불리는 대학자의 일대기이자, 손에 땀을 쥐는 에피소드가 이어지는 모험담이자, 우리 앞에 임박한 대역병의 수수께끼를 하나하나 풀어가는 과학 논픽션이다. 그리 길지 않지만 챕터마다 펼쳐지는 이야기가 다채롭고 밀도가 높아 여러 권의 책을 읽는 느낌을 주며, 사실 전달하는 정보의 양이 엄청나기도 하다. 다양한 동식물의 이름이 등장하는데, 우리나라는 명명법이 완전히 정립되지 않아 책을 옮길 때면 한계를 느끼곤 한다. 이 책에서 동식물 이름을 옮기는 데는 〈한국의 나무〉, 〈겨울나무〉 등의 저서로 유명한 자연 생태 연구가 김태영 선생께서 큰 도움을 주셨다. 아무런 대가 없이 보다 나은 책을 만드는데 선뜻 응해주신 선생님께 깊이 감사드린다. 물론 동식물의 이름도 번역상의 모든 문제와 마찬가지로 오류가 있다면 모두 옮긴이의 허물이다.

2024년 12월 17일

옮긴이 강병철

색인

ㄱ

ㄴ

ㄷ

ㅅ

ㅇ

ㅈ

ㅊ

ㅋ

ㅌ

ㅍ

ㅎ